JN110994

渡部 和成
Watabe Kazushige

回復・就労・結婚

統合失調症 患者 12人の軌跡

コロナ禍をブリリアントに生きる

洋學社

はじめに

　2021 年初秋。連日テレビからは死者数を報じるアナウンサーの声が流れている。日本を含め世界中で，いま新型コロナウイルス感染症が流行し，人類は，紛争地域ではないところでも戦時下のように，日常身近に死を意識せざるを得ないといういまだかつてない恐怖の体験を強いられている。この感染症は，そもそも，いつどこで発生したのかは明らかになっていないが，2019 年末中国から流行し始めきわめて速く全世界に広がり，今や累計 2 億 3 千 5 百万人（内，日本 170 万 6 千人）もの感染者と 480 万人（内，日本 1 万 8 千人）の死者を出すに至っている（本書が出版されるころには，これらの数字がもっと大きくなってしまっていることが危惧される）。

　わが国では，2020 年 1 月，国内初めての新型コロナウイルスの感染者が発生し，2020 年 4 月以来今日までに数波にわたる感染拡大を繰り返している。このウイルスによるクラスター感染が，学校，会社，飲食店，百貨店，音楽・演劇などのイベント会場，介護施設，病院を問わず全国各所で発生している。新型コロナウイルス感染が判明しても治療を受けられない事例や生命的に危険な状態に陥っていても救急搬送に難渋する（救急車到着から受け入れ病院が決定し動き出すまでに 10 時間以上を要した例もある）事例や働き盛りの壮年男性が自宅待機のまま人知れず命を落とし日が経っていた事例があるなど未曾有の危機的医療崩壊を招いている。まるで SF 映画のストーリー

のような現実の中で，若者から老齢者に至るまで多くの犠牲者を出し続けている。皆が，感染力が強く変異株が次々と出現する凄まじい新型コロナウイルス感染症に恐れを抱いて日々生きている。

　新型コロナウイルス感染症対策として感染拡大のたびに，人流抑制を目的とする緊急事態宣言が繰り返し発出され，新しい生活様式の徹底の必要性が叫ばれている。マスクをすること，手指や手指が触れる対象物の消毒をすること，人との間では密を避けソーシャルディスタンスを守ること，乗り物に乗り仕事場に行くことのないリモートワーク（テレワークともいう）に努めることなどが国民に求められている。リモートワークには，仕事を実施するための通勤時間を省けて効率が良い，遜色ない仕事上の結果が得られるなど，それなりのメリットもあるようだが，如何せん閉塞感が否めない。

　結果，人同士では，自然な感情のままに触れ合い温かみに包まれる親密な自由で広い人間関係はすっかり失われ，代わりにいつも理性を介し燃え上がることを抑え用心した狭い，悪く言えば疑念を持ち接し合うことが好しとされる用心した人間関係ばかりとなっている。このような，考えてもみなかった，なんとも悲しい人間関係を基礎とせざるを得ないコロナ禍の社会環境には胸が痛む。

　この新型コロナウイルス感染症が流行する世の中の行く末について安易に見通すことは憚られるが，おそらく当分の間は新型コロナウイルスと共生するウイズコロナの世界となり，今のさまざまな不自由さでがんじがらめにされている状況から脱

し，もとの自由な日常を取り戻すことはかなり困難なように感じられる。

　しかしながら，このようなどんよりとした心持ちの中にあっても，少しでも明るく少しでも多く幸せを感じられるように生きていきたいものである。

　精神医療も変わった。

　「コロナが怖いから病院に行けない」,「コロナを持ち帰るから病院に行くなと家族が言う」,「東京のクリニックに行くのなら（通っている作業所に）来ないでほしいと言われる」,「会社の上司から東京のクリニックには行かないでほしいと言われる」,「コロナが流行っているときだけでも近医にかかれと家族に言われる」,「電話で診察し薬を送ってほしい」などのいろいろな理由で，一部の患者は受診を控えるようになったり，やむを得ず転医せざるを得なくなったりしている。長い時間をかけこころを込めて医師，患者間に築き上げ守ってきた大切な絆が，いとも簡単に踏みにじられ破壊されようとしている。精神医療の未来が危ぶまれる。

　病院は，水際対策により新型コロナウイルス感染症を院内に持ち込まれないように気を配り，外来では，患者に熱があったり問題のある行動履歴があったりすると診察室のある棟の外にある別室にいてもらい，その部屋と外来診察室をオンラインで繋いでのモニター画面を介した診察となる。

　病院内では，患者も医師も看護師もすべてがマスクをし，お互いの声はくぐもり表情は見えにくく，こころや感情は伝わりにくい。これでは，医師や看護師が，患者の本当のこころに寄

り添いたくても難しく，医師から患者への言葉が的を射た患者への助言となること（精神科では最も大事なことだが）は，難しくなりがちだ。外来診察室では，患者と医師は，ソーシャルディスタンスを意識してやや距離を取り，2人の間に置かれたアクリル板越しに話す。アクリル板はウイルスを含む飛沫の直達を防ぐが，同時にこころの直達も妨げる。やはりアクリル板越しでは精神医療は難しい。

　新型コロナウイルス感染症の拡大第1波（2020年4月）での緊急事態宣言下のある日の東京での私の診察室。いつもと同じように被害妄想をしきりに述べていた30代の男性統合失調症患者が，診察が終わった瞬間，アクリル板の向こうで椅子からすっと立ち上がり深々と頭を下げ，「先生，命の危険があるのにいつも東京まで診察に来ていただいてありがとうございます」と私に向けて言った［私は週に1度，病院のある新潟県長岡市から新型コロナ感染者が著しく多くなってしまった東京にあるクリニックまで診療に来ていた。この時期，エッセンシャルワーカー以外は不要不急の外出や県境を越える遠方への外出をなるべく控えるようにという県知事からの要請などがあったこともあり，新潟から東京に向かう上越新幹線（私が乗るのは，朝9時に東京駅に着く便で，ビジネスマンにとって最も仕事をするのに都合のよい列車の一つである）での東京到着時，私の乗った車両には私以外の乗客はいなかった］。思いがけなくこの言葉に接し，大袈裟のようであるが，この時期はいまだワクチンもなく有名芸能人が新型コロナウイルス感染症で亡くなるという衝撃的ニュースが走ったりして，確かに「決死の覚悟」

的意識をもって東京まで行っていたのは事実で，ややもすれば不安になりがちな私の心に平安をいただいたように感じた。実は，この患者も東京の西多摩の奥から遠路23区内にある私のクリニックまで感染する危険を押して列車を利用し，一人で月1回の診察を受けに来てくれていたのであるが。私は「あなたも遠くから来ているのだから気をつけて帰ってください」と返した。

　このようないわゆるコロナ禍といわれる情勢においても根気よく治療を続けている統合失調症患者に，気が滅入り，好むと好まざるにかかわらず引きこもりがちにならざるを得ない今だからこそ，病からの回復へ向かう力が湧き上がってくることを祈って本書を著しエールを送りたい。

　統合失調症患者が良くなることを「回復」というが，それは患者が自分らしく生きられるようになることを言う。そこには，自然に「就労や結婚」が含まれるが，それら「就労や結婚」は「回復」のおまけと位置づけたほうが患者にとってストレスにならなくて治療的であろうと考えられているように思う。しかし，それはあくまでも医療者側からの見かたであって，"普通"になりたいと願う統合失調症患者にとっては，実現させたい切実な具体的な目標ではないだろうか。

　本書では，私のところで通院治療を続けている統合失調症患者で，コロナ禍のいまも統合失調症に負けず，治療目標である回復へのステップを一歩ずつ進んでいる患者，個性的な素晴らしい趣味を披露してくれる患者，就労を続けている患者，結婚し伴侶を思いやる患者などのキラキラと光を放ちながらブリリ

アントに生きている患者たちを紹介しようと思う。そして，これまでは積極的に扱ってこなかった「就労や結婚」を中心テーマとして描きたい。

　本書が，前向きに生きたいと念じている統合失調症患者のこころの支えとなり，回復へ，そして就労や結婚への希望の灯をコロナ禍でも灯し続けられるための一助になれば幸いである。

　なお，本書内では患者・家族の個人情報の保護，人権擁護のため，内容の理解に支障をきたさないところでは事実の改変を行っていることをご了承願いたい。

目　次

目　次

第 1 章
統合失調症の薬，揺れ，回復

Chapter 1

1 薬は頼りすぎることなくうまく利用していく

　日進月歩の近代医学では，さまざまな疾患で，原因を解明したうえ臨床症状・身体所見・臨床検査などを総合した診断基準がつくられ，重症度別に優先順位をつけた治療法が明らかになっていて，EBM（Evidence-Based Medicine；根拠に基づいた医療）による治癒に向けた治療ができるようになっている。それらの疾患では，飲み薬から点滴使用する薬までを縦横無尽に使って治したり，手術して治したり，放射線をあてて治したりすることができる。

　しかし，統合失調症の治療については，そのような疾患と同様に考えることはできない。なぜならば統合失調症は，基礎的研究から臨床的研究までさまざまに研究が行われている現代精神医学をもってしても，なお原因不明の疾患のままであるからである。したがって，統合失調症を治すことができる薬や処置法はいまだにない。ただ，約70年前から使われていて，症状をなくしはしないが軽減することはできる抗精神病薬（定型と非定型がある；巻末の用語解説集4参照。以下，ただ単に"薬"と言うことがある）という対症療法の薬が統合失調症治療薬として存在している。

　だから，統合失調症治療薬は根治薬ではないので不満が残るが，患者を悩ます頑固な幻聴や妄想を和らげるなど有用な面もあるので，患者のためにいらないものではない。薬は頼りすぎることなくうまく利用していくべきものであると言える。よく

薬はなくても治していけるという治療者がいるが，薬を使わないと，使わない分だけ患者に無理を強いることになり，病状不安定になることを多くしてしまい，病状が落ち着くまでの時間が長くなってしまうということを理解すべきである。これは患者にとって不幸なことである。

　また，統合失調症治療薬は，対症療法の薬なので，適正用量を守るべきで，より大きな効果を期待して用量を増やしても，効果はあまり良くならないのに副作用は確実に大きくなるということが生じる（後述し他の拙著でも詳しく説明しているが，適正薬用量で治療がうまくいかないのはそれなりの理由がある）。

　抗精神病薬などの薬の選び方では，患者毎のそのときどきの病状に対して最大の効果を期待しつつ，なるべく副作用が少なくなるように，SDM（shared decision making；シェアード・ディシジョン・メイキング。巻末の用語解説集22参照。共同意思決定と訳されることもある）で医師と相談しながら患者が薬を選んでいくようにすることが大切である。急性期の最初期で患者が興奮し不穏な場合や昏迷など意識変容があり意思表示ができない場合は，このように患者が相談して薬を選んで飲んでいくことは難しいが，なるべく早期にそのような患者主体の薬剤選択ができるようにしていけるとよいであろう。

　そのように薬を位置づけると，急性期の最初期を脱した後は，薬に対する考えを含めて統合失調症という病気に立ち向かう患者の姿勢や主体性が治療の行く末を大きく左右することになると考えられるであろう。患者は，薬を飲み続けて，レジリエン

ス（回復力，抗病力，生きる力：巻末の用語解説集 19 参照）を
高め，対処法をしっかり行い，病気に打ち勝とうとする意欲を
持ち続けることが大切である。そのような立ち向かう姿勢をつ
くり維持するには，非薬物療法である診察時の精神療法や心理
社会的療法（私は教育入院という治療スタイルを取っている：
巻末の用語解説集 13 参照）が重要となる。しかし，これらの
非薬物療法も同様に根治療法ではない。

　当然ながら，治療の好不調には患者の病気そのものの重症度
が影響する。薬物療法によって重症度をできるだけ低下させ，
非薬物療法により患者が本当の苦しい自分の在り様を医療者な
どの他者に素直に説明でき，他者からの適切な助言を受け入れ
られるようになることが望まれる（教育—対処—相談モデル：
巻末の用語解説集 14 参照）。このことからも薬物療法は，対
症療法であっても非薬物療法と同時に行うことにより治療効果
を期待できる重要なものと言えよう。

　さて，統合失調症の回復を目指す維持期での治療経過はどう
考えるとよいのであろうか。まず，統合失調症は，「統合」「失
調」「症」と三つに分けて考え，「こころや行動をまとめること
（統合）」が「今うまくいっていない（失調）」「状態である（症）」
と理解し，さらに「状態」は変化するものだから「統合失調症
は良くなる」と理解することから始めるとよい（巻末の用語解
説集 1 参照）。そのような理解のもとに，医療者の助言を受け
て病気を管理していこうという態度が必要である。統合失調症
では，治療をしてもう良くなった，これで大丈夫だという良く
なり方はしない。つまり，昨日調子が悪くて，今日治療を受け

5

改善したから，明日は大丈夫だということはなく（昨日も今日も明日も統合失調症；巻末の用語解説集 2 参照），どんなに良くなったように見えても，その後大なり小なり必ず悪化するものである。頭痛がする，眠れない，怠い，不安・パニックになる，気分が落ち込む，幻聴・妄想が酷くなった，外出したくない，意欲が出ないなどの症状が悪化時には出てくる。この悪化時にうまく症状に対処し乗り切って行ける力（対処法を考えておき，頓服を用意しておき，うまく実践し利用できること）を養っておく必要がある（p8，2 節参照）。

　こうも考えたい。違う角度から統合失調症の維持期を眺めると，何かやりたいことが生じたときに，症状があるから（うまくいくはずがないから）駄目やめておけ，症状があるからまだ早い，症状がなくなってから頑張ればよい，などとしてしまうのではなく，治療をどんなにうまく長く続けていてもずっと病状には波があるものなので，症状があっても振り回されなければ大丈夫だからとして，いつでも社会参加に向けて，そのときの力で無理することなく頑張って，少しずつ目標（自分らしく生きていけるようになること）に向けて進んで行くようにしようとすべきである。

　ところで，患者が薬の調整を嫌い，新しく処方される薬を敬遠し，あるかどうかもわからない薬の副作用を過度に恐れるという状況などが生じ，結果的に飲んでいる薬が合っていなかったり，薬が多すぎたり少なすぎたり，副作用への対応ができていなかったりとなってしまい，不適当な薬物療法のまま病気に負け社会機能が低下したままの生活を送っている患者がいる。

これでは患者の人生が台無しになってしまう。それでも状況を変えることを望まない患者や家族がいる。残念なことである。これらの患者は，しっかりとは薬を飲んでいないことが多いであろう。患者の病識のなさや薬への不安感・不信感が背景にあるのであろうが，これではパーソナル・リカバリーは難しい。ぜひ避けたいものである。

　薬を信頼し，医師に本当の話をし相談して薬を調整していければ，時間がかかるかもしれないがきっと適切な薬（最大な効果と最小の副作用が期待できる薬）を見つけられ，結局は薬の量を減らすことができるものであるということを患者には理解していただきたい。

　薬は頼りすぎることなく，薬の種類や用量を調整して，うまく利用していくとよい。

　もし，維持期において治療がうまくいっていないと患者が感じる場合は，「病気が良くなっていないというのは，どんなことだろうか」と考えるとよい。必ずしも，薬が合っていない，薬が足りない，ということではないであろう。薬については，どんな薬でも，その添付文書（薬の使用説明書）に記載してある使用可能範囲内の用量（常用量）で，病状は良くすることができるのだと考えるべきである。そうであっても，薬はあくまでも対症療法のものであるから，薬の効果をうまく得られるようにする患者の努力が必要になる。したがって，薬の用量が十分ではないと感じられるときには，薬を増量する前に，その他の要因を考えて検討し必要があれば改善を図ったうえで，増量するか否か判断するとよい。その他の要因には，患者の病気の

理解と治療の理解，患者の努力，医師の指導，家族のサポートなどがある。

2 病状の揺れを意識し揺れを予防する

　統合失調症治療では，患者は他者を信頼し相談できるようになって［コンステレーション（患者と患者の周囲にいてかかわってくれる人から成る自分を中心星とする星座。巻末の用語解説集 18 参照）を意識するとよい］，レジリエンスを高め，レジリエンスに裏打ちされた病識（統合失調症という病気であると認識すること）を持ち，薬を飲み社会参加しながら認知機能障害（統合失調症の基本症状と考えられている：巻末の用語解説集 16 参照）を改善する努力を続けていくことが大切である。認知機能障害が改善できれば，幻聴や妄想への対処がうまくいき，コミュニケーションをうまくでき，社会機能を高めて，積極的に社会参加するための能力を高めることができるようになるであろう。

　しかし，患者が努力しどんなに治療がうまくいってもこれで大丈夫という"治癒"はなく，"回復"（パーソナル・リカバリー；巻末の用語解説集 17 参照）という患者の自分らしく生きる姿を維持できることが治療の目標となる。症状がなくなるなど医師からの視点での理想的な状態の一つであるクリニカル・リカバリーになったとしても，その状態で平坦なままでいられる人はいないであろう。病状は大なり小なり必ず揺れるものである。ストレスのない人生はなく，ストレスが高まると病状は悪

化する。統合失調症には回転ドア現象（巻末の用語解説集3参照）がみられ，患者は入退院を繰り返すという治療経過があるといわれるが，これは病状の波の振れ幅が大きすぎるのである。振れ幅を小さくしなければならない。患者は，ストレスを管理して症状に対処して慌てず無理をせず病状の波の振れ幅をできるだけ小さくして，その病状の揺れを意識し揺れが大きくなるのを予防できるようになるとよい。

　病状の揺れを予防したり小さくしたりするには，具体的にどうすればよいのだろうか。その要点は以下のようになる。

1）患者に合った薬（非鎮静系の非定型抗精神病薬で効果が安定して持続するものがよい；巻末の用語解説集4参照）をうまく使えれば病状の波の振れ幅は小さくなる。さらに，必要時に頓服薬［抗不安薬や即効性で静穏効果が期待できる抗精神病薬（鎮静系で効果の発現が早い非定型抗精神病薬がよい；巻末の用語解説集8参照）］をうまく使えるようにすれば波が大きく揺れてしまうのを予防できる。

2）症状にうまく対処できれば病状の波の振れ幅は小さくなる［二段階法（幻聴と妄想への対処法。幻聴や妄想が減少するか消失するのが期待できる対処法）を徹底して行うことが肝要である。巻末の用語解説集15参照］。

3）家庭での睡眠―覚醒サイクルを基盤とする生活リズムをつくり，昼間に体を動かす活動をするようにし，日課をつくり趣味を生かせれば，病状の波の振れ幅は小さくなる。

4）初めは家族の力を借りて，そのあとは自分の力で，家の外に踏み出せれば，最初は痛みや困難を伴うかもしれない

　が，そのうちに人との"出会い"を感じられる仲間ができ
　る。定期的に通える場所（デイケア，作業所などの社会資
　源や公共の人が集まる施設など）を持つことができれば，
　外へ出て他者と交わるリズムができ，仲間ができる。症状
　に振り回される時間が減るので病状の波の振れ幅は小さく
　なる。また，就労へ向けての道が開けるし，結婚する可能
　性も出てくる。

３　社会で生きて病気を良くする

　わが国の昔の精神医療は，収容型医療であった。極論すれば，
統合失調症患者は大量の薬を飲んで鎮静化されてベッドで寝て
いればよいというものであった。今はそうではなく通院型医療
で，病院から退院し社会で生きるというノーマライゼーション
と，同時に，自分らしく生きられるようになるというパーソナ
ル・リカバリーを治療目標とするようになってきている。そう
すると，医師や医療スタッフは，入院治療中に，患者が退院後
の治療継続と療養生活をうまくできるようになるための助言を
して準備・訓練を指導していくことが大事なこととなる。そし
て，残念なことではあるが，統合失調症は原因不明の慢性疾患
で治癒はないので，患者は，入院中に治そうという幻想を抱く
ことなく，退院した後，いかに病気を良い状態に維持して社会
に参加していくかを入院中に考えておこうという現実的態度を
持つことが必要となる。患者は，適切な薬を飲みながら，孤立・
孤独を避け，社会資源（巻末の用語解説集 20 参照）を利用し，

仲間をつくり，一歩ずつ患者の考える理想に近づいていけるようにするとよい。

　いろいろな病状の統合失調症患者がいる。だから，社会に参加する仕方も社会参加ができるようになるまでの道のりもさまざまであろう。しかし，家の中で横になってボーっとしているだけの生活（そのような過ごし方が必要なときもあるが）を続けている患者は，確かに静かに過ごしているのかもしれないが，それでよいのであろうか。よくはないと私は思っている。刺激しないで患者に任せておけばよいという治療者もいるが。

　患者は，エネルギーがいるだろうが，社会に出て，病気を管理して人と交わるなかで，新しい生き甲斐と生き方を見つけていくのがよいのではないだろうか。そのためには，患者は，家族，主治医，医療・保健・福祉スタッフ，患者の仲間などに相談して，コンステレーションを意識して，自分に合った社会参加の仕方を見つけ，頑張っていくとよいであろう。病気に負けず，病気から自由な自分を取り戻して，自分の人生を後悔することが限りなく少なくなるように生きていくことが，自分に対して誠実であることになるであろうと思う。

　統合失調症患者は，社会に出て生きていくなかで，病気は良くなっていくものだと考えよう。

4　幸せのプロセスと回復・就労・結婚

　人の幸せの定義や感じ方は，その人の価値観によってさまざまに異なるだろう。しかし，幸せ感覚の土台となる体験や思考

はおそらく共通していて，幸せは生きるプロセスの中に清涼感・爽快感・満足感・達成感・安寧・平穏・感動・楽観的未来感などを伴って見つけ出すことができるものであろう。統合失調症の患者では，その幸せを感じる瞬間の連続が発展した様態として回復があり，さらにその一つの形として“社会参加”が位置づけられよう。だから，統合失調症患者では社会参加という言葉は大きな意味を持っている。また，社会参加から得られる究極の幸せの一つとして就労や結婚があると言えるのであろう。

　患者の親のなかには，患者が早く“普通”に戻っている姿を見たいという焦りから，あるいは「親亡き後」の不安から（巻末の用語解説集 14 参照），患者に無理な早期の就労や結婚を願い促す人がいる。それは慎むべきことである。

　就労や結婚は，あくまでも患者の意志による自然な回復と社会参加の流れの中の一つの姿であり，“普通”（すなわち，“統合失調症であることは忘れないようにして”という“条件つきの普通”であるが）に生きる幸せの一つの表現型であるべきものであろう。決して焦ってはいけない。

　さて，就労や結婚について，それらがあまりにも遠く感じられ諦めてしまっている患者がいるが，決して諦める必要はない（第 2 章の症例を見ていただきたい）。二歩前進一歩後退でもいい，休みながらの前進でもいい，ゆっくりでもよい。患者は，自分らしく生きられるようになるという目標に向かって一歩ずつ前進していけば，その流れの中で就労や結婚に到達できる可能性が出てくるものだと考えるとよいだろう。

　しかし，突然，就労や結婚が実現する訳でも与えられる訳でもない。前の節でも述べたように，家庭内の日課ができる→家族との共同作業ができる。家事の手伝いをする→散歩，買い物で外出する→デイケア，作業所，地域活動支援センターなどに通う→障害者枠や一般枠で短時間働く→仕事量を拡大し正社員などでの就労ができ，結婚ができる，というように段階的に進んでいくように頑張って生きていくとよいと考えて努力を続けていこう（参考文献として挙げてある拙著も参照すると理解しやすいと思う）。

　その一歩一歩のプロセスをコロナ禍でもブリリアントに生き続けている患者たちを次の第2章から第6章で紹介する。紹介するどの患者も生き生きした過ごし方ができるようになるまでには苦しい時期があり，それを乗り越えてきている。

第2章
重症でも諦めずチャレンジ

Chapter 2

この章以降，患者の紹介は，①年齢と性別，②発症時期と症状，③私のところでの受診に至るまで，④重要エピソードと現在，の4項目に分けて行い，個人の特定を避けるために，本書の主旨に大きく関係しておらず重要な内容の理解に影響しないと判断される部分は，なるべく表現を曖昧にし簡潔に記すようにした。具体的には，①〜③では必要最低限の情報にとどめ，④のみに詳細に触れるようにした。そして，読者の理解を深め教訓を得やすくするために，患者紹介の後に，［症例へのコメント］と［学習ポイント］の項目を設けた。

　まず，過去に重症入院患者であったが，いまや世界を意識しながら活躍するサラリーマンで，妻を持ちもうすぐ一児の父になろうとして，ブリリアントに生きている30代男性の統合失調症通院患者を紹介したい。

①年齢と性別：30代，男性
②発症時期と症状：

　10年前，海外留学中の大学生時。著しい幻覚妄想，破壊・粗暴行為
③私のところでの受診に至るまで：

　海外の現地でごく短期間入院した後，帰国し2週間後にある精神科救急病院に医療保護入院（巻末の用語解説集11参照）した。入院直後から隔離・拘束処置（隔離室に入室させられ，さらに体幹と四肢を拘束されることもあった；巻末の用語解説集12参照）となった。隔離室内においても大声で叫んだり不穏でドアを叩いたり歩き回っていたりしていることが続いたため，

隔離または隔離したうえでの拘束が3カ月間継続した。薬物療法では，大量の抗精神病薬の内服と点滴静注が継続した。父母がこの状況を嘆き悲しみ，私の行っている教育入院（集団患者・家族心理教育を中心におく6週間の入院治療；巻末の用語解説集13参照）による治療を希望し，私がいた病院に，患者が隔離・拘束処置を継続しているという病状のまま，転院してきた。

④重要エピソードと現在：

　転院時の最終処方は，5種類での大量の抗精神病薬［オランザピン，ゾテピン，ハロペリドール，フルフェナジン，レボメプロマジン；CP（chlorpromazine）換算2356.1mg］と多量の気分安定薬（バルプロ酸1000mg）による多剤併用大量療法となっていた（巻末の用語解説集5，6参照）。初診時，患者は私に「ストレスがたまっている。いつキレるかわからない。だるい。薬漬けで寝ている。ここへ来る前まで隔離室にいた。騒いでいたので3カ月間隔離だった。隔離中，ストレスで大声を出していた。今は動きづらいし，呂律が回らない（副作用）。夜，声が聞こえていた（幻聴）。海外にいたときは，命令の声（幻聴）がしたり，自分の考えが伝わっている（考想伝播）ように思えたりした」と苛々した様子で述べていた。私は，抗精神病薬を減らすこととし，とりあえずパリペリドン12mg，ゾテピン250mg（CP換算1178.8mg）という前病院での最終処方の約半分の抗精神病薬と同じく以前より少ない気分安定薬（バルプロ酸800mg）で薬物治療を開始した。

　入院中，患者は嫌がらずに集団患者心理教育などのすべての教育入院プログラムに参加した。同時に，両親も集団家族心理

教育に参加した。入院治療中，夜間やや不穏になることはあったが隔離になるほどではなかった。初めのうちは，患者は不安，緊張，幻聴，考想伝播，被害妄想，将来の不安などについて述べていたが，次第に「『統合失調症に負けないぞ教室』（集団患者心理教育の一つ；巻末の用語解説集13参照）でいろんな人（入院・通院患者；原則，入院患者も通院患者も医療にのっていない患者もすべてが参加可能としている）の話が聞けてよかった」，「自分には幻聴や妄想がある。退院してからは，そういう症状があったときには，ウォーキングなど体を動かすことで対処したい」，「症状が出なくなった。周りが気にならなくなった」，「自分も『幻聴君と妄想さんを語る会』（巻末の用語解説集13参照）のビデオの中に出ているSさん（ビデオに出てくる統合失調症の女性患者で，笑顔で自分の病気・対処法を話している人）のようになりたい」などと述べるようになり，退院前には「薬だけではなく，対処法が大事だとわかった」と言い，病状が安定し病識ができ病気の管理法を習得できたと判断できる状態になったため予定どおりに6週間で入院治療を終了し退院した。

退院時の処方薬は，パリペリドン12mg（CP換算800mg）と気分安定薬（バルプロ酸400mg）による単剤療法（巻末の用語解説集6参照）となっていた。退院後はしばらく病院に両親と一緒に通院してきていたが，私が新潟県長岡市の病院に移った後は，私のいる東京のクリニックに転医し両親同伴の通院治療を続けた。

退院後3年が経過して，外国系大学の日本校に復学し，2年

後無事卒業した。この頃,「外出時に見られていると感じる」という被害関係念慮はあるものの顕著な陽性症状(巻末の用語解説集 16 参照)はなく落ち着いていたためパリペリドン 6mg(CP 換算 400mg)のみの単純療法(巻末の用語解説集 6 参照)となっていた。

　大学卒業後は,すぐに外資系の会社に就職した。就職によるストレスの増大には不安があったが,就職した会社は,患者が在学中にインターンシップをした会社であったので心配は少なかった。しかし,入社後,ストレスが高まったからか,「見られているのではと不安になる」と訴えたことがあった。そのような訴えも長期に続くことはなかった。研修を無事終え,与えられた仕事や海外出張も難なくこなし「出張しても変わったことはない。仕事は能率よくできている。部署が変わったりするが大丈夫だ」と元気な様子であった。このころからほとんど症状の訴えはなくなっていた。

　そのうちに,両親の代わりに,今付き合っているという女性と一緒に通院するようになり,その女性も患者と一緒に診察室に入ってくるようになった。私は,患者とその女性は特別な関係にあると考え,その女性に患者の病気の理解を促すためもあり,両親に尋ねていたのと同じように患者の様子を聞くようにしていた。患者の様子には問題ないようであった。

　その後,より薬物効果が安定し副作用が少なくなって服薬のストレスが減ることが期待できる持効性注射剤(デポ剤)による治療を紹介したところ,患者が希望しパリペリドン持効性注射剤(PP1M)75mg(パリペリドン 6mg と等価用量)の月 1

回の注射となり内服薬はなくなった。注射剤のみの単純療法となった。

　そして，発症から7年が経ったあるとき，患者は「彼女には病気を理解してもらっている。彼女と一緒に暮らしている，結婚するつもりだ」と私に報告した。

　最近の結婚後の生活については，「仕事は新型コロナ感染症対策のためリモートワークになっている。彼女も働いているがリモートワークなので，一緒に家の中で仕事をしている。2人とも外へ出ないので太り気味になった。ときには肥満対策で彼女と一緒に散歩したり外出したりしている」，「コロナ禍でリモートワークになっているが全然問題ない。大丈夫だ」と笑顔で話していた。

　1年前からは，3カ月に1回筋肉注射するパリペリドン持効性注射剤の3カ月製剤（PP3M）263mg［パリペリドン6mgやパリペリドン持効性注射剤（PP1M）75mgと等価用量］となっている。現在，3カ月に1回の割で通院しているのみだが，変わった様子はなくとくに問題はない。

　「来春には子供が生まれる」との報告を受けた。

[症例へのコメント]

　この患者は，発症して10年になる。10年前，発症直後入院した病院では，入院中ずっと3カ月もの間，隔離室に入室させられ，しかも室内で拘束されたうえで抗精神病薬を多剤併用大量療法（抗精神病薬の1日投与量がCP換算で1000mgを超えたら大量療法というが，私の病院に転院してきたときの処方で

はその２倍の 2000 mg を超える超大量療法であった。驚きで
あった）で内服し，さらに点滴静注をされていても興奮し不穏
であったということなので，最重症に分類される病状を呈して
いたと言える。

　私は，統合失調症治療の専門家という看板を掲げて 20 年に
なるが，これほどの重症患者は，この患者の前にも後にもいな
い。だから，転院の話があったとき，こんな重症患者で果たし
て教育入院による治療ができるのか疑問を抱かざるを得なかっ
た。ゆくゆくは教育入院はできるとしても，入院後しばらくは
一般入院治療をして，病状が落ち着いてから教育入院を始める
しかないかもと思いつつ治療を開始した。

　さらに，私は鎮静のための抗精神病薬の筋肉注射や静脈注射
は，治療とは言えない（いわば，抗精神病薬の副作用である鎮
静効果を期待してその場しのぎで使用するものであると考えら
れるので）と考え，一切しないと 17 年前から心に決めていて，
この患者の治療時も当然していなかった［ただし，現在は，最
近使用可能となっている“アドヒアランスが良く，服薬ストレ
スがなく，有効薬物効果が長期継続でき，副作用が少ないこ
とから回復のために有用”な非定型抗精神病薬の持効性注射
剤（デポ剤）は，逆に患者に私は積極的に勧めている。しかし，
この患者の入院治療当時は，鎮静のための定型抗精神病薬のデ
ポ剤しかなかったので当然使用していなかったが］ので，治療
上かなりのエネルギーと時間を要するかもという心配もあっ
た。

　ところが，患者は私のところに転院してくるまでに，“転院

先の（私の）病院は以前の病院とは違う"と私の著書を読んでいた両親に説明されてきたのであろうか，患者は安心していたのであろう，私の病院に転入院した当初に病棟で夜間やや不穏になることはあったが，隔離処置も拘束も抗精神病薬の静注も必要なかった。

　患者は，集団患者心理教育にもスムーズに参加し，統合失調症について勉強し，服薬だけでなく対処術も重要であることを学んだ。患者心理教育を中心とした入院治療により，症状もすみやかに軽減し処方抗精神病薬も単剤化したうえでCP換算用量も転入院時の半分までに低減できた。この患者は，私の教育入院という治療システムで救われたと言え，家族心理教育に参加して病気・治療法・家族の患者への接し方などの理解をした両親に支えられたこともあり，驚くほどの回復を示すことができたと考えられる。

　退院後の通院薬物療法については，使用する抗精神病薬はパリペリドン1種類の1錠のみで他のいかなる併用薬もない単純療法とすることができ，その用量も6mg（CP換算400mg）の少量となった。その後の持効性注射剤の用量も6mg等価用量とし1カ月製剤のPP1Mでは75mg，3カ月製剤のPP3Mでは同じく等価用量の263mgを使用していた。薬の使用は，毎日1回（内服）→1カ月に1回（注射）→3カ月に1回（注射）と使用間隔が長くなっていて，QOL（quality of life；生活の質）は良くなっていた。今は3カ月に1回だけ，90日間の1日だけ病気のことを考えて通院する必要があるが，その他の89日間は病気を意識することなく自由に行動することができる（も

ちろん，自分が統合失調症であることを忘れてはいけないが）。最高の薬物療法になっていると考えられる。

　大学に復帰したときを振り返ってみる。病状を確かめながら慎重にゆっくり時間をかけて，通院治療中に患者と相談しながら復帰のタイミングを決定した。大学復帰後，病状が悪化することなく，大過なく卒業できたのでホッとしていた。卒業後は，外資系の会社に就職をするというので，そのような会社はストレスが高いであろうことと発症が外国にいたときであったことから心配であった。しかし，患者は入社後の一時期やや周囲が気になるとの訴えがあり，要注意状態になったことがあったが，大きく悪化することなく，仕事もうまくでき，海外出張も無事行えて自信も取り戻すことができた。

　通院時，最初のころには親がついてきていたが，そのうちに付き合っているという女性が患者についてくるようになった。その女性が患者と一緒に私の前に現れてきたとき，私は家族ではないがその女性にも患者の日頃の様子を聞くようにしたが，その女性は患者の病気である統合失調症を理解し，少しも動じる気配もなく，普通に患者と付き合っている様子があった。結婚するのは自然であったし，患者の子が生まれるとの報告を受けたときも私にはなんの心配も生じなかった。

　この大変なコロナ禍でも夫婦協力して話し合いながら生活を続けているようである。

　現在は，3カ月間効果が持続するパリペリドン持効性注射剤のPP3Mを使用しているため，3カ月に1度しか私に会うことはない。まったく症状や副作用を訴えることはなく安定して

いる。大丈夫そうである。普通に自然に生きる患者のますます
の幸せを祈る。

　統合失調症治療をするうえで大事なことは，やはりどんなに
病状が重症であっても，インフォームドコンセント（説明され
たうえでの同意）を重視した患者主体の治療を行い，家族も治
療に参加させることが，急性期治療を成功させ，かつその後の
回復を目指した維持治療をも成功させるのに重要であるという
ことである。さらに，急性期でも薬物療法だけで治療しようと
しても駄目で，必ず心理社会的療法を併用しなければうまくい
かないと考えるべきである。

　私は，この治療形態を発展させ，現在の教育入院は「超職種
SDM医療」（巻末の用語解説集22参照）での統合失調症治療と
している。

［学習ポイント］
- 過去，重症であっても，きちっと治療を続け，諦めず挑戦し
  続ければ，就労し結婚できるまでに回復できる。
- 患者は，教育入院という治療システムで救われた。
- 非定型抗精神病薬の持効性注射剤でQOLは改善する。

第3章

趣味で調子を整える

Chapter 3

　これまで述べてきたように，統合失調症患者は，病気を管理
しながら，自分らしく生きていくことが治療で大事なことであ
る。そこで，趣味を持っていることが，患者の回復に向けて調
子を整えていくうえで大きな助けとなる。いろいろな趣味があ
るが，この章では，音楽，絵画，小説執筆，将棋，ボウリング
を趣味に持つ患者5人がブリリアントに生きている様子を紹介
する。

1　音楽を趣味とする患者

①**年齢と性別**：40代，女性

②**発症時期と症状**：

　10年前，幻聴・被害妄想

③**私のところでの受診に至るまで**：

　8年前，私のいた病院で教育入院をし，退院後は私のいるク
リニックに通ってきている。

④**重要エピソードと現在**：

　2週に1度の割で通院している。仕事をしているときであっ
てもコンスタントに私のところに来ている。しかし，仕事はで
きるのだが，できるからこそ職場の上司や同僚との人間関係で
悩むことが多く，そこから幻聴・被害妄想が酷くなってしまい，
なかなか仕事は長続きせず短期間で辞めてしまうことが続いて
いた。最近は，幻聴は減ったもののストレス・緊張が高まると，
たまに幻聴が出現している。

　2年ほど前からは，職場での人間関係で，病気が悪化するの

ではという不安が強くなったため，幻聴が出現するまでには
なっていなかったが，仕事を辞め家で休養している。

　しかし，家での生活リズムはしっかり保たれている。その中
心は，趣味の音楽である。毎週ボイストレーニングに通い，バ
ンドに属し仲間と練習をしたり演奏会を開催したりしていた。

　最近は，コロナ禍で仲間が集まってのバンドの練習や演奏会
はなくなり，外へ出る機会が減った。そのなかで，音楽仲間と
面と向かって話すことはなくなり，インターネットを使ったや
りとりとなっている。インターネット上で仲間からバンドに関
する仕事を頼まれると，インターネットということもあり意思
疎通が十分できないことと患者の性格から，なかなか断れずプ
レッシャーになる場面が多く出てきた。ストレスが高まって
いった。このような状況が続くなか，患者は危険を感じ出した。
今までの仕事の関係ではなかなかできなかったことだが，勇気
を出して自分には負荷が強くなっていることを仲間に話し，仲
間からの要望を断ることができた。

　今は，ストレスが減り安定している。インターネットでの付
き合いも無理せず続けている。

　この 2 年間は，危険を察知して早めに対処できているため，
まったく幻聴はない。

　薬物療法は，ブレクスピプラゾール 1 mg 錠 1 錠のみの単純
療法となっていて，副作用もない。服薬を忘れることはない。

［症例へのコメント］
　患者は，統合失調症の治療では，生活リズムをつくり保つこ

と，日課をつくって続けること，趣味を持つことが重要であるとの私の指導をよく理解し実践している。ボイストレーニングとバンドを趣味としている。仕事を辞めるかなり前から幻聴はなくなっていたが，ストレスの高まりを感じ仕事を辞めたことが病状の悪化，幻聴の再出現を防いだと考えられる。幻聴はないままに経過している。この頃，趣味のバンドは，コロナ禍でやむを得ずインターネットでのバンド仲間との付き合いになった。インターネットでの人間関係でもストレスが高まってきたが，危険サインを早めに察知して，うまくインターネット上で仲間に説明でき，負荷が高まるのを避けられた。その後は，インターネットでの人間関係を無理なく継続できている。病気の管理がうまくできているようである。

　ブレクスピプラゾールは2mgで治療を継続することが推奨されるが，この患者の場合は，2mgでは眠気が強くなったので，1mgで治療継続しているが，問題ないようである。

［学習ポイント］
• 悪化の兆候を知っておくことがよい。
• 無理することなく，また我慢することなく，仲間であってもしっかり説明し理解してもらうとよい。

2 絵画を趣味とする患者

①年齢と性別：40代，男性
②発症時期と症状：

18 年前，自己臭妄想

③私のところでの受診に至るまで：

10 年前から，あるクリニックで通院治療していたが，「頭の中に警察によって発信機械を入れられていて，自分が見聞きする情報を外部に送られている。身体を操られている。見張られている。自分のことを笑っている男女の声がする」という病状が改善しないため，発症から 5 年後，私のいる病院で教育入院をすることを希望し受診した。

④重要エピソードと現在：

教育入院が終了した後，現在まで 5 年間私のクリニックに 2 週間に 1 度の割で通院している。幻聴，幻視，妄想の訴えが続いているが，患者の様子からも家族の話からも，私のところに来る前と比べると，全体的に症状は軽減しつつあるようである。しかし，現在も色に関連した性的幻聴と妄想，罰するために組織が自分を見張っているという被害関係妄想の訴えが続いていることは変わらない。

患者は，教育入院で習った二段階法で対処できている，何かに集中すると幻聴や妄想はなくなると述べている。社会資源の利用に関しては，退院後の初めのころは私のクリニックにあるデイケアを利用していたが，次第に作業所を利用するようになり，今はデイケアに通いながら作業所の利用頻度と時間を増やしてきている。患者は，近い将来，障害者枠で働けるようになりたいと言い，就労に向けて一歩ずつ進んでいるようである。

ところで，この患者は，入院する以前から絵画教室で油絵を習っていたが，絵を描くことが生活リズムの大事な構成要素と

なっている。現在，絵が完成するたびに私に見せるよう診察時に持参してくれている。静物画や風景画が多いが，いずれも上手に描けている。一つの絵を完成するのには4カ月かかると言う。立派な絵である。集中して描けていることが窺われる。患者が言うには，「絵を描いているときは問題ないが，完成した後，絵を眺めていると色にこだわり始めることがある」とのことである。笑顔である。

　薬物療法は，パリペリドン12mg（CP換算800mg）から，等価用量の1カ月に1回注射するタイプのパリペリドン持効性注射剤のPP1M 150mgとし，その後同じく等価用量の3カ月に1回注射するタイプのパリペリドン持効性注射剤のPP3M 525mgへと変えてきている。単剤療法となっている。注射は3カ月に1回だが，診察は従来どおり2週に1度，デイケア利用は毎週という診療リズムを維持している。患者は，今の3カ月に1回注射するタイプの持効性注射剤では，注射の痛みが1カ月に1回注射の1/3になっているのがよいし，症状も減っているようだと言う。通院回数が変わらないことは，患者の安心につながっているようである。

[症例へのコメント]

　患者の病状は明らかに改善している。患者の努力によるものである。絵を集中して描いたり，デイケア・作業所に通ったりして，症状への対処・病気の管理がうまくできるようになっている。色に関する幻聴や妄想があるにもかかわらず，患者の描く絵画では，色彩も自然な感じで絵に異様さはない。描く対象

物への集中と描くことへの集中ができ，幻聴や妄想に振り回されないで描けているのだろうと考えられる。立派なものである。色に関する幻聴・妄想と対処法の絵の趣味には共通した患者の色への関心があるのかもしれない。しかし，絵を続けていられるのは，対処法の手段としての色の役割が幻聴・妄想のもとになる色がもたらす不都合に勝っているからであろう。また，罰せられる，見張られているという妄想は，患者が若いときに学生運動に興味を持っていたことに関係して生じた妄想であるのかもしれない。幻聴や妄想への対処をうまく行いながら，病気を管理して社会参加をするために，焦らずゆっくりステップアップしながら社会資源の利用を継続できているのもよいと考えられる。薬物療法では，３カ月に１回の注射で抗精神病薬を使用しているが，診療リズムは，コロナ禍にあっても，以前の内服による治療時と同様に２週に１度としている。このことも病状の安定に好影響を与えていると考えられる。

　患者にとっての最も基本となるリズムは診察の間隔である。したがって，患者が通院する際の新型コロナウイルスに感染するかもしれないという不安をコントロールできるのであれば，コロナ禍であっても，これまでの通院間隔は変えないほうが統合失調症の治療ではよいと考えられるであろう。

［学習ポイント］
• 社会参加は，ゆっくり段階を踏んで進めていくとよい。
• 持効性注射剤になっても，診察間隔は変えないことは治療的によい。

3　小説執筆を趣味とする患者

①**年齢と性別**：30 代，男性

②**発症時期と症状**：

　22 年前の小学生時，幻聴があり自閉的

③**私のところでの受診に至るまで**：

　14 年前に精神科病院を初受診したが，その後はいろいろな病院やクリニックを転々としていた。9 年前，当時私がいた病院で，外来から集団患者心理教育に参加するために受診した。

④**重要エピソードと現在**：

　その後，私のいるクリニックに移り現在まで通院している。初めのころは，自閉傾向で壁に頭をぶつけるなどの自傷行為があり情動不安定であったが，その後は次第に病状的には安定してきて，現在は外出も普通にでき，まったく自傷行為はない。処方薬もかなり減らせてきている。

　安定し薬を減らせるようになった理由の一つは，元来小説を書くのが趣味であったが，最近自分の書いた小説を製本して発表するようになってから，小説を書くことを趣味とする仲間ができ，会って話し合うために外出するようになって楽しめていることがある。患者は，私に見せるために，診察時に完成した小説の小冊子を持参して来てくれている。今はコロナ禍で，小説を発表する場である催しも開かれなくなっていて活動範囲は狭まっているが，小説仲間との付き合いはできている。

　このところ，自分を支えてくれた老齢の母が神経疾患で動きにくくなり，母の家事を助けられるようにもなっている。

　レジリエンスが高まり，心のエネルギーも高まっているようである。

　薬物療法は，現在少量の抗精神病薬による治療となっており，パリペリドン6mg，アリピプラゾール6mgの2種類（CP換算550mg）を使用している。

[症例へのコメント]

　小説を書くという趣味を持つことが，病状の安定と社会参加につながったようである。コロナ禍でも小説仲間との付き合いはできており，患者の社会とのつながりは維持できている。趣味を持つことは大切である。

[学習ポイント]
- 趣味を持つことが，仲間に出会うことにつながり，社会参加につながる。
- 趣味はレジリエンスを高める。

4 将棋を趣味とする患者

①**年齢と性別**：30代，男性
②**発症時期と症状**：
　6年前，被害妄想と不安・恐怖
③**私のところでの受診に至るまで**：
　「監視されている」と訴え落ち着かなくなり，ある精神科救急病院を受診した。1カ月の入院治療の後，退院した。しかし，

引きこもるなど意欲の低下が続いていたため母が心配し，退院後1カ月経ったころ，教育入院を受けさせたいと患者を連れ，私のいる病院を受診した。

④重要エピソードと現在：

退院後は，現在まで私のいるクリニックに通院している。

アリピプラゾールの錠剤の内服で治療し，妄想の訴えもなく安定していたが，一時期，服薬が不十分になり調子を崩しかけたことがあった。その際，患者に「服薬を忘れると，忘れた分だけ調子を崩すことになる。薬の有効効果を維持し病状を安定させ，副作用が少なくできるのは持効性注射剤である」ことを説明し，患者が納得したうえでアリピプラゾール持効性注射剤400mgに変更した。

仕事を休むことなく続けることができており，今は都心の大型小売店でしっかり働けている。このところは，コロナ禍でリモートワークになったり出社したりという不規則勤務になっている。しかし，調子を崩すことはない。

患者は，「仕事の休みの日は，将棋を指しに行っている。大会で優勝することもある」，「将棋を指しに行けば何局か対戦してくる。集中できて楽しい」と言っている。将棋は，患者にとってストレス発散と社会性を積極的に維持するうえで有効な手段となっている。

最近，結婚し独立し妻と2人で暮らしている。「経済的なことを考えると，もう少し給料のいい仕事に移ろうかと考えたりするが，コロナ禍で思うような求人がない。今の仕事を続けたほうがよいのかもしれない」と，現実的な話ができている。

　薬物療法は，アリピプラゾール持効性注射剤 400 mg のみの単純療法となっている。

［症例へのコメント］

　将棋は，家の中での気分転換，社会での趣味を介した人間関係の拡大・維持に役立ち，仕事を継続していくエネルギーの源になっていると考えられる。病気は安定していることから，結婚したこともあり経済的なことを考え，今すぐではないが，もう少し給料の良いところへの転職を考えているようである。患者は現実的な判断ができている。転職については，自分だけで決めるのではなく妻や家族と十分話しあったうえで決定するようにと指導している。患者が持効性注射剤を理解し選択できたことが，現在の病状の安定と就労，結婚につながったと言えるであろう。

［学習ポイント］
• うまく持効性注射剤を使うと病状の安定につながる。
• 病状が安定すると就労でき結婚することにつながる。結婚すると現実的な考えをするようになり，さらに病状の安定にもつながるであろう。

5 ボウリングを趣味とする患者

①**年齢と性別**：50 代，男性
②**発症時期と症状**：

30 年前，被害妄想と暴力・破壊行為

③私のところでの受診に至るまで：

　妄想と不穏の継続を心配する父親に連れられ病院やクリニックを受診することはあったが，患者は通院しようとしなかった。やむを得ず病院やクリニックに父親が行きもらってきた薬を，患者は副作用の文句を言い飲み続けようとはしなかった。父親は拙著を読み，8 年前，患者を私のところに連れてきた。

④重要エピソードと現在：

　初診時，イライラ，不眠，音への過敏，幻聴，被害妄想，酷い頭痛を訴えた。しかし，その後は例に漏れず，患者は通院しようとはしなかった。父親が来院し，父親の説明をもとに私が薬の調整をしていた。父親は，暴力に耐えかね，入院させたいというときもあった。

　患者はボウリングと車が趣味であった。イライラし被害妄想を持ちやすいため，ボウリング場でも人間関係が難しかった。しかし，ボウリングでストレス発散したいことから，父親に多額のボウリング代を要求し続けた。父親は経済的な負担を感じ，患者に節約をしてほしかった。しかし，父親と患者の会話は嚙み合わず，相変わらず父親に対し暴力的であった。

　現在の抗精神病薬の処方になってからは薬を飲むようになった。そのうち，患者一人で車を運転し通院するようになった。しかも，毎週来院するまでになった。そこで，患者の症状に合ったきめ細かな処方ができるようになり，次第に，症状も軽減し，時折の頭痛がみられる程度になった。

　父親は，本当にまれに，患者が都合悪く受診できないという

ときだけに，代わりに来院するようになった。父親の話から，患者は確かに落ち着いているようであった。

　診察時，患者が，父親との関係は良くなったと言うので，理由を尋ねると，「最近は，父もボウリングを始めた。父が，ボウリングについて聞いてくるので自分が教えている」とのことであった。不穏になることはない。

　コロナ禍で，ボウリング大会が開催されなかったり，ボウリング場自体が営業停止したり，となっているため，パチンコでストレス発散しているが落ち着いているとのことである。患者は父親に頼まれ家の中の修理をしたりもしているようである。患者は，早く新型コロナウイルス感染症が収束するとよいと話している。

　薬物療法は，ブレクスピプラゾール2mg錠1錠のみの単剤療法となっている。

［症例へのコメント］

　薬物療法の効果が上がらず，患者と父親との関係は，拒否し非難し合う関係であったが，患者に合った薬をしっかり飲めるようになった。父親は，入院させたいほどの限界まで追い込まれていたが，なんとか踏ん張って，薬の調整のために来院していた。おそらく，この父親の姿が患者に伝わったのであろう。患者は，十分ではないが，薬を飲んでみてはくれていた。その結果，患者が自分に合った薬に巡り合えたと判断し，薬を飲めるようになり病状が改善した。その後，自分一人で毎週通院し，自分の言葉で症状を仔細に説明し薬の相談をできるようになっ

た。そして，病状が安定するようになった。

　家族も慌てず諦めなかったことが，患者の回復につながったと言えるであろう。

　父親は，初め患者のボウリングの趣味に困っていた。なんのきっかけで父親がボウリングに興味を持ち出したのかは不明であるが，父親が患者にボウリングについて聞くようになってから，患者の様子が変わってきたと言える。家族に患者と共通の趣味を持ってもらえることも病状改善につながることがわかる。

［学習ポイント］

- 家族と共通の趣味を持っていると，お互いの気持ちをわかり合えてよい。
- 患者が自分に合った薬と巡り合うまでには時間がかかることもある。
- 家族からの情報により処方すると，患者の静穏に有用な薬の処方になりやすく，患者に合った薬を処方するには，患者からの本当の苦しみを表出した情報が必要である。

第4章

就労しての悩みを乗り越える

Chapter 4

　就労は，患者が回復している状態であることを示す典型的な表現型である。しかし，就労していてもさまざまな悩みがあるものであろう。就労上の悩みについて相談し工夫して，なんとか悩みを乗り越えてブリリアントに生きている統合失調症患者の4人を紹介する。

１　仕事場でのプレッシャーを悩む患者

①**年齢と性別**：40代，男性
②**発症時期と症状**：
　11年前，不眠・妄想
③**私のところでの受診に至るまで**：
　あるクリニックに通院していたが，不穏になり自宅2階から飛び降りようとして精神科病院に救急入院した。4カ月後の病状がやや安定してきた頃，家族が，私が行っている教育入院を希望し，私がいた病院に転入院してきた。
④**重要エピソードと現在**：
　教育プログラムに参加し対処法を身につけ，病状も安定したため退院した。退院後は，規則的に通院できていて，現在は私のいるクリニックに月1回の割で来院している。
　かつて会社の正社員であったが，入院する前は長期に休職していた。退院後しばらく療養した後，その会社が備えている職場復帰プログラムを利用し，時間をかけ段階的にフルタイムで働けるまでに戻し，もとの部署での仕事に復帰した。しかし，頭痛がひどく出て早退したり休んだりすることがたびたびあっ

た。

　3年前，病状が改善したこともあったのか，服薬を忘れがちになり，病状不安定となることがあった。この時点で，非定型抗精神病薬の持効性注射剤のメリット（服薬アドヒアランスが良くなるため効果が安定し，服薬ストレスが軽減あるいは消失すること）について説明したところ，患者が希望したため，アリピプラゾール持効性注射剤400mgに変更した。

　その後，仕事を休まず続け病状も安定していた。

　患者は一時期，同僚と比較し仕事の実績が上がっていないことからくる不安で弱気になり，働く場所を現在の都心から田舎へ変えてもらうように申し出ようかと悩んでいた。私は安定剤の頓服薬（巻末の用語解説集8参照）の服用を勧めたが，薬が増えることを嫌がり患者は断っていた。しかし，仕事場でのプレッシャーを感じたり，ストレスが高まったりすると，不安発作があり頭痛につながると話していた。再度勧めたところ，患者は頓服で期待できる抗不安薬の効果を理解し，服用することになった。それからは，すっかり頭痛も不安発作もなくなった。今でも元気に仕事を続けている。

　患者の趣味は，休日に銭湯に行くことであるが，最近はコロナ禍の影響で銭湯が営業停止しており行けないので，残念がっている。

　薬物療法は，アリピプラゾールの持効性注射剤400mg（CP換算400mg）の単剤療法を継続している。

［症例へのコメント］

　非定型抗精神病薬の持効性注射剤に変更したことで病状が安定したが，以前からあった頭痛の訴えがその後もときどきあった。頭痛は，よくみられる悪化のサインの一つである。

　患者は，仕事場でのプレッシャーから頭痛や不安発作が出ていたが，私に素直に話すことで，仕事場でのプレッシャーのコントロールや薬物の調整がうまくできるようになった。

　この患者の場合のように抗不安薬の頓服で改善することもあるが，抗精神病薬の頓服で改善することもある。症状が発現する背景を知ることが重要である。

［学習ポイント］

• 自分一人で悩むのではなく，主治医に本当の話をして適切な助言をもらったうえで判断するとよい。
• 医師に，素直に話すことで，仕事場でのプレッシャーのコントロールや薬物の調整がうまくできるようになる。
• 薬は増やしたくないかもしれないが，頓服薬を用意しておくとよい。
• 非定型抗精神病薬の持効性注射剤は，有効効果の持続をもたらし病状の安定につながる。

② 仕事上の対人ストレスを悩む患者

①**年齢と性別**：40代，女性
②**発症時期と症状**：

13 年前，妄想

③私のところでの受診に至るまで：

　あるクリニックに通院していたが，不穏になり精神科病院に入院した。退院後は，服薬せず通院もしなかった。6 年後，著しい妄想状態になり大声を出して不穏になることが続き，私のいる病院を家族に連れられ受診した。

④重要エピソードと現在：

　初診時，滅裂に妄想的言動を繰り返し，診察室内で暴れたため医療保護入院となった。閉鎖病棟での治療を開始した。幻聴・妄想，作為体験，自我障害がみられていた。入院 4 日目，患者に心理社会療法の重要性を説明したところ同意が得られ，医療保護による一般入院から任意入院による教育入院に変更となった。集団患者心理教育に参加して，徐々に病気の理解ができるようになった。「（人と）話をしていると（幻聴は）小声になる。集中するものを見つけたい」と幻聴への対処法について述べたり，「以前の習慣が戻ってきた。昨日の患者心理教育のビデオは衝撃的だった。自分もビデオの患者と同じ体験をしていた」，「幻聴は無視するようにしたい」と述べたりするなど患者心理教育の効果がみられるようになった。集団家族心理教育に参加し病気を理解した家族の協力も得られ，退院後は通院し院内のデイケアを利用しながら訪問看護を受けていくことを約束でき退院した。退院時の薬物療法は，パリペリドン 12 mg，ブロナンセリン 16 mg（CP 換算 1200 mg）による 2 種類の非定型抗精神病薬を使用した多剤併用療法の大量療法であった。病状からやむを得ないものであった。

　退院後は，約束どおり毎週通院し，週1回訪問看護を受け，週4日デイケアを利用した。その後，デイケアの他に作業所にも通うようになった。半年が経ったころ，患者に持効性注射剤の治療上のメリットを説明したところ患者が了解し，パリペリドンの内服12mgと等価用量の持効性注射剤150mgとなった。その後しばらくして病状が軽減したことから，ブロナンセリンを中止し持効性注射剤150mg（CP換算800mg）のみによる単純療法となった。

　退院後3年が経ったころ，障害者枠で1日6時間の週5日働くようになった。患者は，初め都会での就職を希望したが，私と家族の意見を取り入れ地元で働くことにした。症状的には幻聴・妄想は認められているものの振り回されることなく対処でき，うまく病気を管理できている。幻聴はあるが，仕事などに集中していれば大丈夫だと言う。幻聴の内容は，悪口・嘲笑・命令から患者に友好的なものに変わってきている。

　約2年後，結婚した。現在も同じ事業所での障害者枠で働いている。仕事は慣れてうまくこなしているものの，仕事上での人とのやりとりでストレスを感じることがあり，部署の変更願いを上司に出している。

　夫は拙著を読み，病気の理解はでき，患者の良き相談相手となっている。患者は，仕事上の対人ストレスについてどうすればよいかを夫に相談している。一人で悩まないようにできている。

　患者は，今，妊娠することを強く希望している。

　薬物療法は，妊娠中の薬の影響を考え，今後臨機応変に薬

用量を微調整できるように持効性注射剤から内服に切り替え
て行っている。1 カ月効果がある持効性注射剤のデメリットと
して，打った後 1 カ月間は緊急時の対応不能となってしまう
ことがあるためである。現在，パリペリドン 9mg 錠（CP 換算
600mg）1 錠のみの単純療法となっている。病状は安定してい
るので，今後，さらに低減していく可能性もある。

　コロナ禍は，患者の日常には大きくは影響していないようで
ある。

[症例へのコメント]
　患者は，入院治療中はかなりの重症であったと言える。退院
後は，症状はあるものの，薬物療法を継続し対処法を実践でき
ているので安定している。病気を理解している夫に仕事上の悩
みについて相談できていることが，仕事を継続するうえでの助
けとなっているのであろうと考えられる。患者は，仕事には慣
れてきたものの，対人緊張から人とのやりとりでストレスを感
じるのであろう。上司にも相談することは大事なことである。
　現在，幻聴は継続して存在しているが，初期の多人数で非難・
命令してくるものから，今は少数で自己親和的で，しかも聞き
流し無視できるものに変わっている。幻聴の頻度も減っている。

[学習ポイント]
• 病状が落ち着くと，幻聴は自己親和的になり，対処しやすく
　なる。
• 仕事などに集中できれば，幻聴はなくなるか，気にならなく

なる。

- 仕事上の問題については，家族に相談するとともに積極的に上司に相談するとよい。

③ 仕事場での会話の難しさを悩む患者

①**年齢と性別**：20 代，男性
②**発症時期と症状**：

17 年前，自閉・妄想・奇異行為
③**私のところでの受診に至るまで**：

あるクリニックに通い服薬し落ち着いていたが，7 年前，大学生時の通学途中で幻覚妄想状態となり不穏になったため精神科救急病院に搬送され，措置入院となった。6 カ月の入院治療後退院したが，母親が患者の今後を心配し，私の行っている教育入院を希望し，私のいた病院に転入院してきた。
④**重要エピソードと現在**：

教育入院が終了し落ち着いているため退院した。退院後は，現在まで私のいるクリニックに規則的に通院している。現在，症状の訴えはまったくない。

患者は，大学に復帰し無事卒業できたが，講義室でも休み時間でも同級生との会話に自信がなく，孤立しがちで親友がいないことを悩んでいた。卒業後の進路に関しては，指導教員や大学学生課の就職担当などにも相談することなく，就職する自信がなかったため就職活動はまったくしなかった。大学卒業後は，人材派遣会社から紹介される単発アルバイトを繰り返して

いたが，勤務日は多くはなかった。

　診察時に，患者は，仕事も疲れて辛いが，仕事場で話題をつくれず人と話せないのが辛いと話していた。家では，夜遅くまでゲームをしていて朝起きるのが遅くなっていた。そのような生活がしばらく続いていたが，そのうち，患者はゲームを作製することを始め，その動画を撮り，動画サイトに載せるようになった。そうしたところ，次第に，フォロワーが増え，患者は自信がつき，仕事場でもゲームについて話せる仲間ができた。そして，患者は会社と相談し，単発アルバイトから社会保険が付くパートに変更した。元気にフルタイムでの仕事を継続している。患者は「働けるようになったから，厳しかった母も今は自分に優しくなった」と，笑って診察時に話している。

　薬物療法は，ブレクスピプラゾール 2mg のみの単純療法となっている。

[症例へのコメント]

　患者は，うまく会話ができず人付き合いで悩んでいたので，大学を出ても就職する勇気がなかった。しかし，趣味を介して，また新しい流行りの動画サイトを利用して，友人ができ会話ができるようになり，就労の自信もついたようである。この症例は，やはり趣味を持つことが病気の管理上でも社会参加でも大事なことであることがわかる 1 例である。

[学習ポイント]
• 趣味を持つことは自分の自信につながる。

- 苦手な会話の直接的改善方法を苦労して探るのではなく，新しくできた趣味が会話の種になり苦手な会話を容易にする。
- 趣味は人生を救う。

4 仕事量の負荷を悩む患者

①**年齢と性別**：30代，男性
②**発症時期と症状**：

　12年前，幻聴
③**私のところでの受診に至るまで**：

　11年前，外来から集団患者心理教育に参加するため私のいた病院を受診した。
④**重要エピソードと現在**：

　その後は，私のいるクリニックに通院していた。患者は，日中近くの喫茶店に行き一人で，長時間いろいろな勉強をすることが好きだった。しばらくして，父親が定年になった後，患者の病気療養にもよいと，田舎の観光地で喫茶店を開業した。患者は，家族と一緒に父親の店を手伝うようになった。患者の通院には，父親が同伴して来ていた。父親は，患者が安定していること，店の手伝いをしてくれていること，無理しなくてよいと患者に話していること，などを私に話していた。アリピプラゾール錠剤12mg単剤処方で陽性症状もなく落ち着いていた。

　しかし，3年前，突然，患者は家族を対象とする被害妄想を強め，家から出たいと考え，亡命を希望して外国大使館に行った。大使館員に滅裂な話をしたことから警察に保護された。そ

の後も興奮が止まらず措置入院になるところであったが，母親
が主治医である私の判断に従わせてほしいという希望を出し
た。患者は母親に連れられ，緊急で私のクリニックに来た。受
診時，患者はイライラもみられず穏やかに話をすることができ
ていた。大使館の一件については詳しく聞くことはせず，服薬
の様子について尋ねたところ，患者は，「薬の飲み忘れがあっ
た。昨日は，母に勧められて薬を飲んだ」と言った。それに対
し，「薬の飲み忘れがあれば，その分病状が悪化する。月1回
の持効性注射剤にすると効果が安定するのでよいと思うが，ど
うか？」と尋ねたところ，患者は，内服から持効性注射剤の筋
肉注射に変更することを了承した。もう一つ，「今までは，月
1回の通院だったが，今回は1カ月後ではなく2週間後に必ず
受診するように」という指示も患者は了解した。その日に，ア
リピプラゾール400mgの持効性注射剤を筋注した（持効性注
射剤に変更した最初の2週間だけは，同時にアリピプラゾール
6mgを毎日内服する必要があるという説明についても患者は
理解した）。母親には，「患者は，今は興奮することなく落ち
着いて話ができており，持効性注射剤を受け入れ打ったので，
今後落ち着いてくるだろう。措置入院にする必要はない。しか
し，必ず2週間後に受診するように」と話し指導した。
　2週間後，患者は落ち着いていた。その後，現在まで1カ月
に1回の割で通院しアリピプラゾールの持効性注射剤を使用し
ている。いつも「先生のお蔭で落ち着いている。病気の症状は
ない。父の店を自分のペースで手伝っている。大丈夫だ」と言っ
ている。最近，患者は「先生が書いた本を読み直している。頑

張りすぎるといけないと書いてあったので，仕事では無理しないように注意している」,「コロナ禍で，今は客が以前の半分ぐらいまで減っていて楽だが，売り上げ的には問題だろう。緊急事態宣言が終わると，観光地だから客はまた増えてくると思うから，無理しないようにしたい」と穏やかに話している。

　薬物療法は，アリピプラゾール 400 mg の持効性注射剤（CP換算 400 mg）のみの単純療法になっている。

［症例へのコメント］

　患者は，薬の飲み忘れがあり病状が悪化した。そこで，持効性注射剤の筋肉注射に変更することを患者に提案し患者の了解があり，注射した。その結果，措置入院を回避でき，その後も病状が安定した。この症例では，母親の判断がなければ措置入院になっていたと言える。他の措置入院になった患者のなかにも，そもそも入院せずとも薬の調整と頻回の通院により病状が安定した人もいたのではないかと考えさせられる。

　今は，コロナ禍で仕事量が少なく，患者自身は楽だが，家の経済を考えると，早くコロナが治まって以前の仕事量の客数までに戻ってほしいと患者は思っている。そういう思いが表現できるまで，患者の病状は良くなっていると言えるであろう。しかし，患者は，昨日も今日も明日も統合失調症だから，無理しないでいこう，という意識を忘れてしまわないようにすることが重要である。

［学習ポイント］

- 仕事量については，患者自身にとってストレスが低い仕事内容と量と，家族が期待する仕事内容と量について，話し合いすり合わせておくとよい。
- 持効性注射剤は，病状の安定につながる。

第5章

パートと作業所の二刀流を続ける

Chapter 5

パートをしてしっかり就労しているのだが，作業所にも継続して通い，そこでの人間関係を大事にして，ブリリアントに生きている統合失調症患者を紹介する。

①**年齢と性別**：30代，女性

②**発症時期と症状**：

　9年前，幻聴・被害妄想

③**私のところでの受診に至るまで**：

　大学を卒業したが就労しなかった。不安定になり，あるクリニックを受診したが病名について知らされずに処方されたことから，通院も服薬もしなかった。6年前，「ストーカーされている。嫌がらせをされている」と主張し警察に相談に行ったりして，落ち着かなくなったため，両親が心配し教育入院を希望し私の病院に患者を連れてきた。患者が入院を拒否したため医療保護入院となった。

④**重要エピソードと現在**：

　退院後は，現在まで，私のいるクリニックに通院してきている。陽性症状の訴えはない。薬物療法では，次第に抗精神病薬の用量と併用薬を減らしてきて，パリペリドン3mg錠剤のみの単純療法となった。服薬しリズムよく生活できていたが，家にいることが多く外出することは少なかった。ときどき,頭痛,意欲減退，抑うつ感の訴えがあった。

　私は，外出し体を動かしたり，デイケア，作業所を利用した生活リズムをつくったりするとよいと指導した。指導に従い，自宅近くの作業所を利用するようになった。継続して作業所に通っていたが，知り合いに紹介され，大学の実験助手のパート

をすることになった。勤務先は，自宅から遠く離れているが頑張って休まず仕事をしていた。通勤も仕事内容もやや疲れるものであったはずだが，患者は，驚いたことにパートを継続しながら作業所にも通っていた。仕事は，学生指導もあり大変なようであった。患者は，パートでたまったストレスを作業所の活動で発散していたようである。また，作業所の人間関係でリラックスできていたようである。

　ある診察時，患者の話から服薬忘れがあることがわかった。患者に持効性注射剤のメリットとデメリットについて説明した後，患者の了解を得て 1 カ月に 1 回筋注射するパリペリドン持効性注射剤 50 mg に変更した。その後，3 カ月に 1 回筋注射するタイプの持効性注射剤が発売になったので患者に紹介したところ，患者が希望した。今は，とくに症状の訴えはない。

　薬物療法は，現在 3 カ月に 1 回筋注射する持効性注射剤パリペリドン PP 3M 175 mg の単純療法となっている。

[症例へのコメント]

　服薬を拒否していた患者が，教育入院で病気の理解ができ病識を持てるようになったことで，今や 3 カ月に 1 回の持効性注射剤を希望して打ち，忘れずに通院するまでに変化した。社会参加については，患者は，一般就労しているが，作業所に行くことも継続して，心のバランスを取っているようである。患者には，たいてい，デイケア利用→作業所へ通所→障害者枠での就労→一般就労という流れで社会参加を考えるとよいと指導している。この症例のように，パートであるが一般就労を長期に

継続できているのに，作業所も継続しているケースは珍しい。
仕事の内容がパートと作業所ではかなり違うにもかかわらず，
一般就労と作業所利用を同時に行っている。おそらく患者は，
作業所で築いた気の置けない人間関係の中で，就労によりたま
るストレスを発散し，心のエネルギーをうまくためることがで
きているのだろう。その心のエネルギーをうまく使って就労を
続けられているのだろう。

[学習ポイント]
• 病識を持つことが治療の基盤である。
• 必ずしも作業所から就労へと移行せず，両者を同時に継続し
  ていくのもよい。
• 就労継続には，心のエネルギーをうまく保てるように工夫す
  ることが大切である。

第6章
結婚し互いを気遣う

Chapter 6

病気を管理しながら，伴侶を気遣いながら，必死に自分の役
割を果たそうとしつつ，ブリリアントに生きている統合失調症
患者を紹介する。

①**年齢と性別**：40代，男性

②**発症時期と症状**：

　中学生時，幻聴

③**私のところでの受診に至るまで**：

　14年前から，あるクリニックに通院していたが服薬は十分
にできていなかった。一時期，病状が悪化し精神科病院に入院
したことがある。患者は病識なく，悪口を言ったり見張ってい
たりする人がいる，電波で攻撃される，家の周りの環境が悪い
のが問題だと言い，母に引越を要求し，家族（患者と両親）3
人は転居を繰り返していた。5年前，私のいるクリニックを母
親に連れられ受診した。

④**重要エピソードと現在**：

　初診時，家の外から悪口を言われていて（幻聴），外から家
の中を覗かれているし外出すると見られている（被害妄想）か
ら，窓を閉め切っていて外へ出られない生活となっていると訴
えた。患者に統合失調症であるとの診断を伝え，統合失調症と
いう病気について知り，病気を管理できる技術を身につけられ
るようになる教育入院について話した。患者は，私の病院での
教育入院をしてもよいという決断をした。

　なんとか教育入院よる治療を開始したが，患者は幻聴と被害
妄想から「病棟内は怖い。落ち着かない」と言い出し，入院後
わずか3日で教育入院を中断し退院してしまった。

　しかし，退院後は，私のいるクリニックに2週間に1度の割で現在まで頑張って通院している。なんとか病気から良くなりたいという意欲がみられていた。教育入院をすることにより，効果的に統合失調症の症状への対処法を勉強することはできなかったが，代わりに拙著をしっかり読み，私の言う生活リズム・日課の重要性を理解し，対処法の二段階法をしっかり理解して実践するようにして頑張っている。また，薬については，以前かかったことがある病院やクリニックでの治療時には，医師の指示どおりには薬を飲んでいなかったようだが，患者は私に統合失調症治療での薬の重要性を教えられたと言い，今はしっかり飲んでいると言う。そして，日常生活については，以前は電車やバスを利用した外出は一切できず，自動車を運転し，しかも母親に一緒に乗ってもらわないと外出できないという状況であったが，最近は患者一人でクリニックに自動車で通院できるようになり，夜が明ける前や夕方という限定した薄暗い時間帯にではあるが，一人で自宅周りへ散歩に出かけられるようにもなった。

　そのうちに患者は，作業所に通えるようになった。さらに，お金を稼がなければと内職をするようにもなった。内職の材料をもらい，出来上がった製品を納めるために毎週2度ずつ会社まで外出する必要があるが，それも頑張ってできるようになった。

　相変わらず幻聴・被害妄想は続いていたが，「二段階法をしっかりやれているので大丈夫だ。症状をだいぶ，軽くすることができるようになっている」という自信ができたようであった。

しかし，依然として大きくはないが，病状の波はみられていた。

　約1年半前から，作業所で知り合った女性（同じ病気ではないが精神障害者であるとのこと）と付き合うようになり，その後しばらくして早いタイミングであったが結婚した。頼っていた母親から離れ，妻との2人暮らしとなった。結婚後，妻は作業所を辞めパートに行くようになった。本人は内職をしている。患者は，結婚してから，生活リズムは以前より良くなったと言う。

　患者は，病気のこと，外に出ることが困難であること，を妻に話し理解してもらっているとのことである。しかし，患者は，妻がパートで働きお金を稼いでいるのに，自分のやっている内職ではそんなにお金を稼げないと悩んでいる。患者は，自分があまり外へ出られないので十分に金を稼げず，妻に迷惑をかけていると思っていると言う。その分，家事をしっかりやらねばと思うとも言う。妻のためにも病気に負けず頑張らねばと思っているとも言う。

　患者にとって，コロナ禍という社会状況は大きな問題ではないようで，患者は，妻のために病気に負けずに社会参加に向けて，いかに自分の病気を管理し症状に対処していけるかに集中している。

　最近，妻は，患者の病気について理解したいと，私のところへ話を聞きに来た。私からは，家族は患者が病識を持って二段階法で病気を管理しようとしていることを理解し褒めるように，また家族の患者への接し方でのlowEE（巻末の用語解説集21参照）の重要性について理解するようにしてほしい，と妻に

話した。そして，結婚後も調子の波があるし，今後も波はあり続けるだろうことを妻に説明した。

　薬物療法は，ブレクスピプラゾール2mg錠1錠のみの単剤療法となっている。

[症例へのコメント]

　私は，女性と知り合って間もないことや，まだ病状の波があり安定しているとは言い難い状況であることから，患者の結婚のタイミングは少し早いように感じていた。しかし，患者は，結婚後，妻には素直に話ができて妻に助けられていると感じていて，妻のことを思い頑張ろうとしている。

　一般に，統合失調症患者は，家族が調子を崩し自分がその分頑張らねばと思うと，病状は良くなり安定するものである。それと同じメカニズムが期待できて，患者は以前より安定するだろうと考えられる。

　患者は自分のためではなく家族である妻のために，自分を必死に幻覚妄想世界から切り離し現実世界の中に位置づけようとして頑張っている。患者は「妻のためにも病気に負けず頑張らねばと思っている」と話している。ぜひ，無理はしないでいただきたい。

　妻は，患者の病気を理解しようと努力している。私は，この結婚は患者の病気の将来には良い方向に作用するのではないかと思っている。患者にはぜひ無理しすぎることなく結婚生活を送ってもらいたいと思う。

　患者は，二段階法をしっかり行い，妻はlowEEでしっかり

患者をサポートしていくことを願う。

[**学習ポイント**]

- 統合失調症には調子の波がある。波があるからやめなさいではないけれども，その波がなるべく小さくなって，かつ波のコントロールを十分にできているという自信を持ったうえで，自分の希望どおりに生きていこうとすることが成功のもとであろう。
- 病気について，家族に話し理解してもらい，自分が努力しているところをわかってもらうとよい。援助してほしいところを頼んでおくとよい。
- 家族に，家族に対する自分の想いを伝えるとよい。

第 **7** 章

就労・結婚と薬物療法に関する資料

Chapter 7

本書では，コロナ禍でも就労と結婚を巡るプロセスの中で頑張っている統合失調症患者の多くの姿を紹介した。「症状がなくなるか軽減し，就労・就学したり主婦をしたりして，頑張っている期間がある程度続いていることを回復と定義する」という考え方をもって統合失調症患者で調べると，世界的な統計による回復率はわずか16％程度といわれている。したがって，統合失調症患者が就労したり結婚したりする割合はかなり低いであろうと考えられる。

　私が現在も新潟県長岡市の病院や東京のクリニックで診察を続けている通院患者で，私のところに来た後から，就労（作業所，主婦は除く）できるようになり現在も就労し続けている患者と，私が診察した後通院中に，結婚して現在まで婚姻関係を続けている患者，について調べてみた。就労を続けている患者は19人（男性11人，女性8人，平均30.7歳：長岡5人，東京14人），結婚している患者は7人［男性4人，女性3人，平均38.7歳：長岡3人，東京4人：入院時重症3人，中等症3人，1人は入院継続できず；結婚相手は健常者5人，精神障害者2人（病院，作業所で知り合った）；正社員2人，パート＆アルバイト3人，主婦2人］で，その内結婚し就労している患者は4人（男性3人，女性1人：長岡2人，東京2人）であった。したがって，私の患者になった後就労または結婚し継続している患者は22人となる。

　就労している患者は，東京のほうが新潟県長岡市よりはるかに多い。しかし，東京14人の患者の住所の内訳は，東京・神奈川8人，千葉2人，埼玉1人，山梨1人，岐阜1人，愛媛1

人であった。就労している 19 人を住所で東京と地方に分ける
と，東京・神奈川 8 人，地方 11 人［長岡での 5 人（すべて新潟
県内に住む患者）と東京での 6 人（東京・神奈川外に住む患者）］
となり，東京と長岡で私が診ている統合失調症患者総数の違い
を考慮すると，地域差はなく，就労には環境が影響するのでは
なく，患者個々のレジリエンスが大きく影響すると考えられ
る。さて，結婚している患者の住所は，東京の 4 人は東京・神
奈川 3 人，兵庫 1 人で，長岡の 3 人はすべて新潟県内であった。
したがって，結婚した患者数は東京・神奈川（3 人）と地方（4
人）で差がなかった。結婚相手が健常人か精神障害者かは，知
り合った場所を反映しているにすぎなく，とくに意味はないと
考えられる。まったく普通に，相性の良い，患者の個性に強く
惹かれた人と結婚できたということであろう。

　教育入院した患者の割合は，就労では 19 人中 15 人の
79.0％，結婚では 7 人中 6 人の 85.7％と高かった。就労また
は結婚している人の 22 人のうち，教育入院した患者は 17 人の
77.3％であった。結婚し就労している患者 4 人はすべて教育入
院をした患者であった（100％）。また，就労している患者のな
かには，教育入院はしなかったが，外来から私の患者心理教育
（統合失調症に負けないぞ教室）に通った人が 2 人いた。した
がって，就労している患者全 22 人中 19 人の 86.4％が私の患
者心理教育を受けたことになる。

　このデータから，患者心理教育でレジリエンスを高め，統合
失調症という病気の理解をし，症状への対処法を身につけ，う
まく病気を管理できるようになることが，再発・再入院を防ぎ，

90％に近い高率で回復から就労・結婚につなげることができると考えられる。患者心理教育が患者の人生にとって大切な役割を果たしていると思われる。教育入院を全うし結婚した患者は6人いたが，入院時の症状は6人中全員が中等症以上で，半分が重症であった。重症であってもうまく病気を管理できるようになれば結婚できるということである。だから，医師は，重症であっても病識を持てるように心理社会的療法で指導していくことが，患者の人生を尊重することにつながる。

　薬物療法についてみてみると，単剤療法が就労で19人中17人の89.5％，結婚で7人中6人の85.7％であった。就労または結婚している患者22人中20人の91.0％であった。

　単剤療法で治療している患者での薬の内訳をみると，就労している17人ではアリピプラゾールが7人（内，持効性注射剤は5人），パリペリドンが5人（内，持効性注射剤は2人），ブレクスピプラゾールが5人であった。17人中の7人の41.2％が持効性注射剤を使用しており，パリペリドンの2人は3カ月製剤であった。結婚している6人では，アリピプラゾールが2人（内，持効性注射剤は2人），パリペリドンが2人（内，持効性注射剤は1人），ブレクスピプラゾールが2人であった。

　単剤療法で治療し就労または結婚している20人では，アリピプラゾールが8人（内，持効性注射剤は6人），ブレクスピプラゾールが7人，パリペリドンが5人（内，持効性注射剤は2人）であった。

　アリピプラゾールとブレクスピプラゾールは，ドーパミン・パーシャルアゴニスト（dopamine partial agonist；DPA。巻

末の用語解説集 10 参照）というが，20 人中 15 人の 75.0 ％
が DPA であったことになる。したがって，使用抗精神病薬
に DPA を選ぶことが就労・結婚につながりやすいと言えるの
かもしれない。また，20 人中 8 人（男性 4 人，女性 4 人）の
40.0 ％ が，持効性注射剤であったが，わが国の抗精神病薬の持
効性注射剤の使用率は 10 ％ 以下であることからすると，私の
患者では，男女を問わず就労・結婚につながったかなりの人が
持効性注射剤を選んでいると言えるであろう。

［学習ポイント］
• 患者心理教育が，患者の人生にとって大切な役割を果たして
  いると思われる。
• 就労し結婚している患者は，すべて教育入院経験者であった。
  これは，教育入院では，患者のレジリエンスが高められたこ
  とによって，患者は就労と結婚を実現できるようになると考
  えられる。レジリエンスが高まれば，うまく病気を管理でき
  社会参加をうまくできるようになれるからである。
• 結婚相手が健常人か精神障害者かは，知り合った場所を反映
  しているにすぎず，とくに意味はないと考えられる。まった
  く普通に，相性の良い，患者の個性に強く惹かれた人と結婚
  できたということである。
• 就労または結婚に至った患者の単剤率（巻末の用語解説集 7
  参照）は 91 ％ と著しく高かった。単剤治療できるようになる
  ことが，回復とその先の就労と結婚につながる。
• ドーパミン・パーシャルアゴニストや非定型抗精神病薬の持

効性注射剤の筋注による維持療法は，患者を回復させ就労と結婚につなげるための薬物療法として有効である。

第8章

明らかになった回復から就労と結婚
へのポイント

第2章から第6章において，紹介した症例毎に，得られた「学習ポイント」を記した。それらのすべてを以下に①〜㉕としてまとめて列挙する。それらを繰り返し読むと，「回復から就労と結婚へのポイント」すなわち「統合失調症患者がブリリアントに生きられるようになるために注意すべきこと」が見えてくるであろう。

　ところで，学習ポイントとしては挙げられてはいないが，言わずもがなの，統合失調症患者に知っておいてほしい基本として，次のⒶ〜Ⓓの四つが挙げられる。

　Ⓐ統合失調症治療のキーワードはレジリエンスである。

　Ⓑ薬物療法の基本は服薬アドヒアランスである。

　Ⓒ心理社会的療法の基本は二段階法である。

　Ⓓ病気の管理の基本はコンステレーションである。

　これらを理解できれば，きっとあなたも明日からブリリアントに生きていくことができるであろう。

①病識を持つことが治療の基盤である。

②過去，重症であっても，きちっと治療を続け，諦めず挑戦し続ければ，就労し結婚できるまでに回復できる。

③教育入院という治療システムで救われる。

④統合失調症には調子の波がある。波があるからやめなさいではないけれども，その波がなるべく小さくなって，かつ波のコントロールを十分にできているという自信を持ったうえで，自分の希望どおり生きていこうとすることが成功のもとであろう。

⑤病状が落ち着くと，幻聴は自己親和的になり，対処しやすくなる。仕事などに集中できれば，幻聴はなくなるか，気にならなくなる。

⑥医師に素直に話すことで，仕事場でのプレッシャーのコントロールや薬物の調整がうまくできるようになる。

⑦悪化の兆候を知っておくことがよい。薬は増やしたくないが，頓服薬を用意しておくとよい。

⑧社会参加は，ゆっくり段階を踏んで進めていくとよい。

⑨必ずしも作業所から就労へと移行せず，両者を同時に継続するのもよい。就労継続には，心のエネルギーをうまく保てるように工夫することが大切である。

⑩趣味はレジリエンスを高め，自分の自信につながる。趣味を持つことが，仲間に出会うことにつながり，社会参加につながる。趣味は人生を救う。

⑪苦手な会話の直接的改善方法を苦労して探るのではなく，新しくできた趣味が会話の種になり苦手な会話を容易にする。

⑫無理することなく，また我慢することなく，仲間であってもしっかり説明し理解してもらうとよい。

⑬自分一人で悩むのではなく，主治医に本当の話をして適切な助言をもらったうえで判断するとよい。

⑭家族と共通の趣味を持っていると，お互いの気持ちをわかり合えてよい。病気について，家族に話し理解してもらい，自分が努力しているところをわかってもらうとよい。援助してほしいところを頼んでおくとよい。家族に，家族に対する自分の想いを伝えるとよい。

⑮仕事場でのプレッシャーから頭痛や不安発作が出ていたが,主治医に素直に話すことで,仕事場でのプレッシャーのコントロールや薬物の調整ができるようになった。

⑯仕事上の問題については,家族に相談するとともに積極的に上司に相談するとよい。

⑰患者心理教育が,患者の人生にとって大切な役割を果たしていると思われる。

⑱就労し結婚している患者は,すべて教育入院経験者であった。これは,教育入院では,患者のレジリエンスが高められたことによって,患者は就労と結婚を実現できるようになると考えられる。レジリエンスが高まれば,うまく病気を管理でき社会参加をうまくできるようになれるからである。

⑲自分に合った薬と巡り合うまでには時間がかかることもある。

⑳家族からの情報により処方すると,患者の静穏に有用な薬の処方になりやすく,患者に合った薬を処方するには,患者からの本当の苦しみを表出した情報が必要である。

㉑持効性注射剤は,病状の安定につながり,QOL が改善する。持効性注射剤になっても,診察間隔は変えないことが治療的によい。

㉒病状が安定すると,就労でき結婚することにつながる。結婚すると現実的な考えをするようになり,さらに病状の安定にもつながる。

㉓結婚相手が健常人か精神障害者かは,知り合った場所を反映しているにすぎなく,とくに意味はないと考えられる。まっ

　たく普通に，相性の良い，患者の個性に強く惹かれた人と結
　婚できたということである。

㉔就労または結婚に至った患者の単剤率は 91％と著しく高い。
　単剤治療できるようになることが，回復とその先の就労と結
　婚につながる。

㉕ドーパミン・パーシャルアゴニストや非定型抗精神病薬の持
　効性注射剤による維持療法は，患者を回復させ就労と結婚に
　つなげるための薬物療法として有効である。

用語解説集

Appendix

1. 統合失調症（「統合」「失調」「症」）

　統合失調症という病名は 2002 年につくられた。それまでは，精神分裂病と言われていた。精神分裂病という名前は世間の誤解偏見を招いてきたため廃止となり，代わりに統合失調症という名称が使われるようになった。私は，統合失調症を「統合」，「失調」，「症」の三つに区切って理解するとよいと患者と家族に話している。つまり，「統合」とは心や行動をまとめることで，「失調」とは調子を失っている，すなわち，うまくいっていないことを意味し，「症」は状態ということであると理解してもらうようにしている。統合失調症という病名は，「あなたは，今，心や行動をまとめることが，うまくいっていない状態である」と，患者の精神状態を説明している言葉である。

　もう一つ，この病名で大事なことは「状態」ということである。状態というのは変化するはずである。たとえば，水について考えてみよう。水の本質は時が変わってもいつでも同じだが，水の状態は通常は液体であるが，ある時は固体の氷になったり，またある時は気体の水蒸気になったりして変化する。水と同じように考えると，統合失調症という本質は，原因不明の脳の器質的問題であり，その問題は当然治療法がまだなく患者さんの脳の中にずっとあり続けるわけだから不変である。しかし，統合失調症の状態については，"状態は変化する"わけだから変化する。患者は今調子が悪い状態なのだから，将来は変化して「良くなる」と考えてよいということになる。

　だから，統合失調症という病名は良い名前である。

2. 昨日も今日も明日も統合失調症

　統合失調症は，原因不明の脳の慢性疾患である。原因がわからない以上，根治療法はないので治らない（病気を抱えながらも自分らしく生きるという回復はできるが）ということである。脳の器質的問題は不変で，続いているからである。したがって，統合失調症の治療で大事なことは，治療は対症療法であるので，治療を受けて症状が軽減し良くなったように見えても決して良くなっていないので安心し油断してはいけない，ずっと統合失調症であることを忘れてはいけない（病識を持ち続ける）ということである。服薬アドヒアランス（薬を飲み症状がなくなったように見えても，回復のためにずっと飲み続けていくこと）を守り，薬を飲み続け，症状への対処法を実践し病気を管理していかなくてはならない。だから，昨日統合失調症で調子が悪くて，今日治療を受け症状が軽減しても統合失調症であることは変わらず，明日も継続して統合失調症のままであるということである。この "昨日も今日も明日も統合失調症" という言葉を理解することは，病識を持つことと同じである。また，この言葉は，決して統合失調症は難治だから諦めようと言っているのではなく，この統合失調症の性質を忘れないようにすることが "回復" に必須なことであると言っているのである。

3. 回転ドア現象

　統合失調症の治療経過の一つを表す言葉である。回転ドアは，ホテルなどの玄関にあるドア。そのドアはつねに回転しているので，人がドアに入った後，ドアが回転するままに従い，

そのままドアの中に止まって歩いていると，ついには出てしまう。つまり入ったかと思うとすぐ出てしまい，それを繰り返してしまうことになる。回転ドア現象という言葉は，統合失調症治療で，患者が当然のように入退院を繰り返してしまっている状態を示している。

4．抗精神病薬

抗精神病薬とは，統合失調症治療薬のことである。1950年代から使用されている定型抗精神病薬（第一世代抗精神病薬，従来の抗精神病薬）と25年前の1996年から使われている非定型抗精神病薬（第二世代抗精神病薬，新規の抗精神病薬）の2種類がある（**図1**）。定型抗精神病薬には，クロルプロマジン，レボメプロマジン，ハロペリドール，ブロムペリドールなどがある。錐体外路症状（パーキンソン症候群，アカシジア，ジストニア，ジスキネジア）が少ない非定型抗精神病薬（現在11種類ある：リスペリドン，ペロスピロン，パリペリドン，ブロナンセリン，ルラシドン，オランザピン，クエチアピン，クロザ

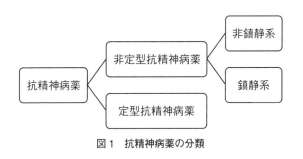

図1　抗精神病薬の分類

ピン，アセナピン，アリピプラゾール，ブレクスピプラゾール）
の使用が推奨されている。

　しかし，非定型抗精神病薬には副作用がない訳ではなく，そ
れぞれに特有の副作用（高プロラクチン血症，アカシジア，代
謝・血糖値への影響，体重増加など）があるし，非定型抗精神
病薬も大量になると定型抗精神病薬と同様に錐体外路症状が出
てくるので注意を要する。難治性の統合失調症にはクロザピン
が使用されることがあるが，心筋炎や無顆粒球症などの致死的
副作用の発現に十分注意する必要がある。

　また，非定型抗精神病薬には鎮静系と非鎮静系があるので，
この2種類の薬をうまく使い分ける必要がある（図1）。定期
的に使用する場合には，非鎮静系（アリピプラゾール，パリペ
リドン，ブレクスピプラゾール，ブロナンセリン，ルラシドン）
が望ましいが，頓服で使用する場合には即効性の鎮静系（アセ
ナピン舌下錠，オランザピンOD錠，リスペリドン液）がよい。

　薬の効果は，服薬後の血中濃度に左右される。血中濃度は服
薬後しばらくして最高になり，その後だんだんと低下し，次の
服薬直前に最低となる。最高のときには副作用が生じる心配が
増し，最低のときには効果の消失あるいは著しい低下が危惧さ
れる。したがって，血中濃度の変化の幅が小さい薬ほど，また
1日の必要服薬回数が少ないほど，効果は安定し副作用が小さ
くなる可能性が高くなると言える。

　抗精神病薬は向精神薬の一つである。向精神薬には，他に抗
不安薬，抗うつ薬，気分安定薬，睡眠薬，抗パーキンソン薬な
ど多数が含まれる。抗精神病薬と向精神薬を混同しないように

することが大切である。

5. CP 換算量

　抗精神病薬の薬用量を統合失調症治療薬として最初に使用されたクロルプロマジン（chlorpromazine；CP）の用量で表したもの。たとえば，リスペリドン 1 mg がクロルプロマジン 100 mg に換算される。アリピプラゾール 4 mg は，リスペリドン 1 mg と同等であり，やはりクロルプロマジン 100 mg に換算される。

　その他，本書に出てくる抗精神病薬の CP 換算量について，クロルプロマジン 100 mg に換算される薬用量で示すと以下のようになる。内服薬では，オランザピンは 2.5 mg，ゾテピンは 66 mg，ハロペリドールは 2 mg，パリペリドンは 1.5 mg，ブロナンセリンは 4 mg，フルフェナジンは 10 mg，レボメプロマジンは 100 mg，である。しかし，ブレクスピプラゾールについては，CP 換算値は発表されていない。

　持効性注射剤については，内服クロルプロマジン 400 mg に相当する注射量は，アリピプラゾールは 400 mg，パリペリドンの 1 カ月製剤 PP1M は 75 mg，パリペリドンの 3 カ月製剤 PP3M は 263 mg である。ところで，処方された抗精神病薬の 1 日用量が 1000 mg を超えると大量療法といい，2000 mg を超えると超大量療法という。

6. 単剤療法と単純療法

　使用する抗精神病薬が 1 種類のみの場合を単剤療法という。

この場合，他の抗不安薬や気分安定などの向精神薬の併用は
あってもよい。単剤療法のうち，抗精神病薬以外には併用薬
（他の向精神薬や胃薬や下剤など）がまったくない場合を単純
療法という。単剤療法の反対で，2剤以上の複数の抗精神病薬
を使用する場合は多剤併用療法という。多剤併用療法の場合は
多剤併用大量療法（上記5参照）になりやすい。多剤併用療法
で治療していると，効果が出た場合にどの薬が有効なのかわか
らないし，副作用が出た場合には，どの薬が原因であるのかが
わからないので，副作用対策で苦労することになる。

7. 単剤率

抗精神病薬の単剤で治療している統合失調症患者の割合。わ
が国では，伝統的に多剤併用療法で治療されている患者が多
く，いまだに単剤療法で治療されている患者は少数派である。

8. 頓服薬

安定して治療ができている患者で，突然病状が悪化した場合
や薬が必要な病状が生じた場合に対応するために使用する薬の
こと。たとえば，不安・パニックになった場合には抗不安薬，
不穏になった場合には抗精神病薬，不眠になった場合には睡眠
薬，便秘になった場合には下剤を臨時に処方するが，これらを
頓服薬という。

9. 持効性注射剤

抗精神病薬の剤型の一つ。筋肉内に注射することで長期間継

続する効果を期待できる。注射するタイミングは，2週間に1回，1カ月に1回，3カ月に1回，の3タイプがある。定型抗精神病薬と非定型抗精神病薬の2種類ある。最近は，非定型抗精神病薬の持効性注射剤がよく用いられる。種類としては，リスペリドン，パリペリドン，アリピプラゾールの3種類がある。非定型抗精神病薬の持効性注射剤のメリットは，①薬物療法での服薬アドヒアランスの向上による再発リスクの低減が期待できる。②服薬に関連するストレスの軽減が期待できる（持効性注射剤のみの単純の場合は解消）。③通院間隔拡大によるQOLの向上が期待できる（通院間隔はリスペリドンで2週間，パリペリドンPP1Mとアリピプラゾールで4週間，パリペリドンPP3Mで12週間の3通り）。④非定型抗精神病薬であり，かつ薬効が安定し副作用が少ないようなので，社会復帰の可能性が高まる。一方，デメリットは，①注射剤のため注射部位反応（疼痛，硬結）が発現する可能性がある（以前の持効性注射剤では，溶媒が油性であったため注射時に痛みが強かったが，このごろの非定型抗精神病薬の持効性注射剤は，溶媒が水性であるため注射時の痛みは弱くなっている）。②副作用発現時にただちに薬物を体外に排除する方法がない，となる。わが国では，持効性注射剤の使用はまだ少ない。その理由には以下のようなことがある。①注射は痛みを伴うので患者が嫌がる。②以前の定型抗精神病薬の持効性注射剤は，服薬を拒否する患者に強制的に打っていた過去のイメージから医師が敬遠する。最近の非定型抗精神病薬の持効性注射剤は，SDMで医師が患者にその有用性を説明したうえで患者が使用を希望し，病からの回

復のために用いていく場合が多くみられるようになっている。

10. ドーパミン・パーシャルアゴニスト

　統合失調症治療薬である抗精神病薬は，ドーパミン仮説をもとにつくられていて，ドーパミン・アンタゴニスト（D2受容体遮断薬）とドーパミン・パーシャルアゴニスト（D2受容体部分作動薬）の2種類がある。大抵の抗精神病薬は，ドーパミン・アンタゴニストであるが，アリピプラゾールとブレクスピプラゾールの二つはドーパミン・パーシャルアゴニストである。アリピプラゾールは30％ドーパミン活性（生理的ドーパミンの活性を100％とする）があり，ブレクスピプラゾールは20％ドーパミン活性がある。この部分作動性が統合失調症治療に効果的である。なかでも，アリピプラゾールの持効性注射剤とブレクスピプラゾールは，いずれも使用薬用量は決まっており（400mgと2mg）用量調整する必要がないので，患者がどんな病状となってもいつも同じように助けてくれると考えられる。

11. 入院形態

　精神科の入院の仕方には，任意入院，医療保護入院，措置入院，応急入院がある。代表的なものは，任意入院と医療保護入院である。任意入院は，一般科の入院と同じで患者が自ら希望して入院するもので，原則として開放病棟での治療となる。一方，医療保護入院は，精神保健指定医の診断により，入院治療が必要であると判断されるが，患者は興奮や滅裂状態で入院治療を拒否するか，昏迷状態などで判断不能である場合に，家族

の同意をもって入院させるものである。精神保健福祉法では，なるべく任意入院で治療できるように努力することが望ましいとされている。措置入院は，一般的な入院方法ではなく，患者の精神障害による自傷・他害の恐れがあるときに2名の精神保健指定医の診察の結果をもって知事命令により入院するものである。応急入院は，患者が入院を拒否し，家族はいるのだが連絡が取れず同意を求めることができず，ただちに入院させないと患者の医療および保護を図るうえで著しく支障がある場合に，精神保健指定医の診察により72時間を限り入院させることができるという入院形態である。

12. 隔離と拘束

　隔離と拘束は，入院治療中に，患者が興奮していたり，暴れていたり，自殺しようとしていたりするときに，または自傷・他害の恐れがあるときに，患者の医療と安全が保障されないと判断し患者のために行う医療行為である。精神保健指定医が行うことができる。隔離は，頑強な造りの個室で，危険につながる設備や調度品のない部屋に入室させる医療処置である。拘束は，患者の体幹や四肢を抑制し危険な状況になることを予防するための医療処置である。ただし，隔離は12時間以内であれば非指定医も行うことができる。隔離も拘束も必要最小限に止めることが大切なことである。漫然と行ってはならない。隔離や拘束は，必要要件がなくなればすみやかに解除しなければならない。

13．教育入院

　教育入院は，私が2001年から始めた統合失調症の入院治療の方法である（**表1，表2，図2**）。愛知県名古屋市，東京都八王子市，愛知県稲沢市，新潟県長岡市の4カ所の病院で行ってきた。今年で20年になるが，年を経るにしたがい改善を図ってきている。内容は，患者主体で，集団患者心理教育と集団家族心理教育を中心に置く，統合失調症の急性期治療である。患者心理教育は「統合失調症に負けないぞ教室」と名づけており，6回1クールで行い，ビデオを見たり，冊子やスライドで勉強したり，フリーディスカッションをしたりしている。第1回は，患者が映っているビデオを見ることにしているが，心からの病名告知となっていて教育入院患者が一番良かったとするプログラムだと支持されている。患者期間は6週間である。目的は，患者が病識を持てるようになること，病気の理解をすること，対処法を身につけること，病状の軽減，患者―家族関係の改善などである。患者が中心，患者が主体のチーム医療で行っている。治療骨格は，患者が自分自身で自分の入院治療経過を評価していくクライエント・パスである（このパスは，一般のクリニカルパス―医療スタッフが主体で，患者はつねに受け身でスタッフから指示され評価されるだけで，患者のニーズをすくえないものである―とは180度視点が異なる。患者毎につくられる医療チームのスタッフからの意見を参考にしながらも患者の評価が優先される。したがって，このパスは評価ツールではあるが，むしろコミュニケーションツールである）。

　教育入院では，入院直後から6週間のクライエント・パスか

表 1　統合失調症の教育入院の概要

1.　入院期間：1.5カ月程度
2.　目的：①病識の獲得
　　　　　②患者・家族の疾患理解
　　　　　③薬物治療の適正化
　　　　　④精神症状の軽減
　　　　　⑤患者―家族関係の調整
　　　　　⑥生活習慣改善法の理解
　　　　　⑦身体的コーピング法の習得
3.　治療システム（医師が主導するチーム医療※1下で実施する）：
　　　　　①患者自身による治療経過評価（クライエント・パス）
　　　　　②集団患者心理教育（「統合失調症に負けないぞ教室」。
　　　　　　病識の獲得，疾患の理解，治療法とくに薬物療法の理解，
　　　　　　病状への対処法の習得，生活習慣改善・肥満防止法の
　　　　　　理解に関する集団療法である五つのプログラムに1〜2回
　　　　　　ずつ参加）
　　　　　③集団家族心理教育（疾患・治療法の理解，病状への対
　　　　　　処法，患者への接し方などを集団で学ぶ家族教室に2〜3
　　　　　　回参加）
　　　　　④患者・家族合同面接（患者・家族・医師・看護師・PS
　　　　　　W・OTR・介護福祉士が参加：入院期間の後半に1回，
　　　　　　30分）
　　　　　⑤その他：身体的コーピング法（深呼吸法，リラクセーショ
　　　　　　ン），脳トレ，OT※2，患者 SST※3，家族 SST，希望の
　　　　　　会※4，ダイエット教室

※1　チーム医療は，医師，看護師，精神保健福祉士（PSW），作業療法士（OT
　　　R），栄養士，介護福祉士の多職種で行われる。
※2　OT：作業療法（集団と個人がある）
※3　SST：社会生活技能訓練
※4　希望の会：教育入院を終えた患者が退院後に月1回集ってフリートークする希
　　　望の会にオブザーバー参加する。

表2 教育入院の特徴

---

①入院期間は原則6週間。

②患者の病識の獲得・病気の理解・対処法の習得と，家族の治療法と患者への接し方の理解を目的とする。

③患者が自らクライエント・パスで入院治療経過を評価することを治療の骨格としている。

④集団患者心理教育（「統合失調症に負けないぞ教室」）と集団家族心理教育（「家族教室」）を柱としている。

⑤患者中心・患者主体，SDM，ピアサポートの考えが基盤となっている。

⑥再入院防止・社会復帰プログラムを退院前に行っている。

⑦超職種で行っている。

ら始まるが，退院2週間前からは再入院防止・社会復帰プログラムを並行して行う。このプログラムでは，患者がSDMでチーム医療スタッフと話し合いながら，退院後，治療と療養をうまく行っていくための課題を見つけて，その課題をクリアするための準備・訓練を行っていく。

　最近，教育入院は超職種SDM医療で行っている（下記22参照）。

	月	火	水	木	金	土
第0週						入院
第1週	OT②		統合失調症に負けないぞ教室①	OT①	SST①	
第2週	OT④	身体的コーピング法①	統合失調症に負けないぞ教室②	OT③	SST②	
第3週	OT⑥	身体的コーピング法②	統合失調症に負けないぞ教室③	OT⑤	SST③	
第4週	OT⑧	身体的コーピング法③	統合失調症に負けないぞ教室④	OT⑦	SST④	
第5週	患者・家族合同面接	身体的コーピング法④	統合失調症に負けないぞ教室⑤	希望の会	SST⑤	
第6週		身体的コーピング法⑤	統合失調症に負けないぞ教室⑥	ダイエット教室	退院	

図2　教育入院のスケジュール

99

14. 教育—対処—相談モデル

　統合失調症の理解をするための考えの一つに「ストレス—脆弱性—対処モデル」というものがある。これは，生まれながら心の脆さや病気（統合失調症）になりやすさ（脆弱性）を持って生まれた人が，過大なストレスに遭遇して，対処できなければ統合失調症を発症するという考え方である。この考えでは，統合失調症の発症メカニズムについては理解できるが，どう治療すれば統合失調症が良くなるのかはわからない。そこで，私が2010年に統合失調症の臨床を理解するための考えとして「教育—対処—相談モデル」を発表した。

　「教育—対処—相談モデル」は，統合失調症の患者が，「認知療法である集団精神療法としての集団患者心理教育に参加することにより，病識を持てるようになる。病識を持った患者は，統合失調症という病気を理解し受け入れ，病気なのは自分だけではなく仲間と一緒に回復に向かうことができると気づき，幻聴や妄想などの症状に対処する技術を身につけうまく対処できるようになる。すると，患者のレジリエンス（抗病力，自然治癒力，生きる力）が高まり，患者は自信を持てるようになり，病状が安定し，周りの家族や患者の仲間や医師や医療・行政・福祉スタッフにうまく病気や生活について相談できるようになる。患者がうまく相談し続けられていることが回復しているということであり，相談しながら，患者は，就労を含めた自立に向かって歩むことができるようになる」という治療思想である。

　さらに，患者が周りの人に相談できるようになっていれば，

いわゆる「親亡き後」の心配はなくなる。つまり，「親亡き後」とは，親が患者を囲い込んで，自分だけで患者をなんとかしなければと考え，患者の行く末に不安を抱いて焦っている状況を指すと考えられる（この場合，家族は統合失調症についての理解がうまくできていないのであろうと思われる）。したがって，患者が相談できるようになっていれば，患者はコンステレーション（下記18参照）を感じられ，仲間やスタッフの力を借りて福祉制度をうまく利用できるようになれるので親がいなくても大丈夫となる。「親亡き後」の心配はなくなると考えられる。

15．二段階法

　統合失調症患者の言動から存在が明らかになりやすい主な症状は，幻聴と妄想である。幻聴と妄想は，患者自身がつくり出している心の世界の構成要素である。患者自身は，幻聴と妄想から出来上がる世界は苦しいのであるが，幻聴と妄想に圧倒されてしまい，現実世界にかかわる自分を見失ってしまい，もがき苦しむ。歪んだ心の世界への囚われを停止し，現実世界への注意を高め現実世界にかかわっていく自分を取り戻すことが，患者を苦しみから救うことになる。そのような考えで行う具体的な方法が「二段階法」（図3）である。

　幻聴に対する「二段階法」は次のようになる。「第一段階は，まず患者が，これは幻聴であって現実ではないと判断する。判断したら，幻聴を無視し聞き流して気にしないようにする。第二段階では，患者は注意を幻聴から逸らして，目の前の現実世界に向けてそこに集中する」という連続作業である。

A）幻　　　聴

第１段階：幻聴と現実を区別し，幻聴と判断したら，無視し聞き流し注
　　　　　意を幻聴から逸らす。

第２段階：逸らした注意を目の前の現実世界に向け，そこに注意を集
　　　　　中する。

B）妄　　　想

第１段階：いつも自分を悩ませる妄想だと判断したら考えることをストップ
　　　　　し，注意を妄想から逸らす。

第２段階：逸らした注意を目の前の現実世界に向け，そこに注意を集
　　　　　中する。

図３　幻聴と妄想に対する二段階法

統合失調症の症状である幻聴・妄想に対する対処法。二段階で行うとよい。

　この二段階からなる対処術が，幻聴に振り回されなくなる方
法である。第二段階で行うこととしては，具体的には，運動や
散歩，家族との会話，趣味や娯楽（手芸をする，パズルをする，
読書をする，音楽を聴く，テレビを見る，ラジオを聴く，ゲー
ムをするなど），家事（掃除，食器洗い，洗濯，風呂掃除など）
などなんでもよい。集中できることならなんでもよい。なかで
も運動や散歩は，頭を空にして体を動かすということになるの
で最適である。幻聴が出現するタイミングはさまざまであるの
で，いろんな時間と場所を想定して，それぞれで使用でき有効
な二段階目の方法をいくつも見つけておくが必要となる。ちな

みに，幻聴が多い場面は，トイレ，風呂，寝入る前の布団の中などである。

　さて，妄想に対する「二段階法」は次のようになる。第一段階では，患者はある考え（妄想）が浮かんだとき，この考えが浮かぶといつも苦しくなる，だから考えるのをストップさせよう，とする。第二段階では，患者は注意を妄想から逸らして目の前の現実世界の事象に向けて注意を集中させる。第二段階の具体的な注意の集中方法は，幻聴の場合と同じである。

　この「二段階法」が，幻聴や妄想を和らげる方法として正しい理由は以下のとおりである。人には精神交互作用という生理的現象がある。たとえば，人は自分の体のある部分に原因がないのに痒みを感じたとなると，注意がその痒みに向く。すると，その部分がより痒くなってしまう。より痒くなると，より一層注意がその痒みの箇所に向き，気になってしまう。いわゆる悪循環となって具合が悪くなってしまうのである。この生理的現象のメカニズムが精神交互作用である。ここで，この痒みの症状が消えるのには，精神交互作用による悪循環を断ち切るという，その人の努力が必要となる。幻聴や妄想も同じように考えるとよい。この悪循環を断ち切るというのが「二段階法」である。

　また，人間は不器用なので，二つのことを同時に同じレベルの集中度で実行することはできない。だから，現実世界の事象に注意を向け集中できれば，幻聴に注意が向かなくなるので幻聴が大きくならずに済み，逆に小さくなるか減り，幻聴をつくり出す脳活動・心の作用は停止できる。それを続けると，究極

的には幻聴が消えるということになる。これが,「二段階法」が正しい対処法であると判断する考えである。妄想も同じで,同様に対処すれば,妄想は消える。

　当然ながら,幻聴や妄想から注意を逸らすことができなければ,現実に気を配ることはできないので,現実から遊離し自分の心の世界に入り込んでしまって苦しみが続くことになる。

　さらに,幻聴や妄想は患者が生きる世界(こころの世界)では,確かな真実であると言える。患者が,それら幻聴や妄想が病状であり現実ではなく誤りであるということに気づくには,外界の現実世界から自己を客観的に見つめる目がないと難しい。そのためには,患者が,他の統合失調症患者と病状について話し合うことが有効であり,かつ二段階法についての経験を話し合えることが,患者だけの世界から現実世界への患者の脱出を後押しする。

16. 認知機能障害

　統合失調症の症状は,陽性症状(幻聴,妄想,興奮など),陰性症状(自閉,意欲減退),認知機能障害(記憶力,注意力,判断力,計画力などの低下),抑うつ症状(うつ気分,悲観,絶望)の四つである。このなかで,認知機能障害が統合失調症患者の75〜85%に共通してみられ,統合失調症の基本症状とされている。したがって,認知機能障害を改善することが,統合失調症患者の回復につながると考えられ重要なことである。認知機能障害が改善すれば,幻聴や妄想に対する二段階法をうまく行うことができ,幻聴や妄想を軽減・消失させることができると考

えられ，また，コミュニケーション能力が改善し，スタッフに
うまく相談できるようになると考えられる。

これまでこのような考え方での統合失調症治療が行われてこ
なかったことが，統合失調症患者の回復率が低いままである原
因となっているということを主張する他の精神科医もいる。そ
のとおりであると思う。

私の教育入院では，認知機能障害の改善をテーマの一つとし
ている。

17. 回　　復

統合失調症が良くなることを回復（リカバリー）という。統
合失調症は原因不明なので治癒ということはない。回復には，
症状がないか軽くなっていて一定期間社会参加できていること
を指すクリニカル・リカバリーと自分らしく生きられるように
なることを目指すというパーソナル・リカバリーの二つがある。
私は，症状はあっても構わなく，症状に振り回されることなく
周りの人たち（両親，家族，主治医，医療・保健・福祉のスタッ
フなど）に相談できていることを回復と定義している（パーソ
ナル・リカバリーと同じ）。当然，統合失調症治療は，パーソ
ナル・リカバリーを目指すべきである。

18. コンステレーション

コンステレーションとは星座のことである（図4）。また，
ユングの言葉でもあり，患者が良くなるときに，企むことなく
同時に患者の周りに，大切な人々が存在していること，またそ

┌───┐
│ 　中　心　星：治療を続け社会参加しようとしている患者 │
│ 　　　　↕　　　星同士の距離（相談・支援の関係）はダイナミックに変 │
│ 　　　　　　　　わる │
│ 　周辺の星々：患者をサポートする家族，主治医，仲間，医療・行政・ │
│ 　　　　　　　　福祉のスタッフ │
└───┘

図4　コンステレーション
患者を中心の星とする星座のことであり，患者の回復のストーリーである。

のことに気づくことを表す。

　患者は，自分を中心の星とし，自分の周りにはたくさんの星があって，星座を形成していると考えられるとよい。その星座の中心星と周囲の星の間の距離は，治療しているうちに変化し，なかにはなくなる星（両親の死）があったり新たに現れたりする星（新たに利用する社会資源のスタッフ）もあり，治療が進むにつれ星座の形は回復に向けて変わっていく。患者がこの星座の変化を意識できるとよい。患者は，両親，患者の仲間，主治医やいろいろなスタッフに支えられてこそ，またそのことを理解できてこそ，うまく回復できると考えるとよい。

19. レジリエンス

　もともとは物理学用語で反発力という意味であるが，最近は心理学や精神医学でも使用されるようになっていて，回復力・抗病力・自然治癒力と訳されている。私は，生きる力と考えている。レジリエンスは，すべての人間が持って生まれてくるが，

いかに高めていけるかが大事なこととなる。私は，レジリエンスは統合失調症患者の治療における患者のキーワードであるとしている。つまり，統合失調症患者は，レジリエンスを高めて，認知機能障害を改善し，症状にうまく対処し症状に振り回されないようにして，うまく社会参加していけるようになることが大切である。

　私の教育入院のテーマの一つがレジリエンスを高めることである。

20. 社会資源

　統合失調症患者は，自宅・自室に引きこもって孤立してしまうことなく，社会参加していくことが治療上重要である。孤立を防ぐ手段として社会資源を利用することが有用である。社会資源の利用は心理社会的療法に含まれ，社会資源には，デイケア（①生活リズムができる，②仲間ができる，③プログラムに出て達成感が得られる，というメリットがある），デイナイトケア，作業所（就労に近いA型とデイケアに近いB型がある），地域活動支援センター，自立支援施設（入所と通所がある），グループホーム，精神科訪問看護（頻度は相談して決定），ホームヘルプサービス（家事支援，外出・買い物支援，受診支援，生活支援など）などや自立支援制度などの福祉制度も含まれる。

　私の行っている6週間の教育入院では，「再入院防止・社会復帰プログラム」を退院前2週間前から行っているが，そのプログラムの中心テーマは，患者が退院後，社会資源をどのよう

に利用していくことが治療と療養において有益かを話し合っていくこととしている。

21．lowEE

　lowEE とは，家族の患者に対する感情表出（Expressed Emotion）が低い（low）ことをいい，統合失調症患者の家族の患者に対する大切な態度である。①批判しない，②敵意を持たない，③感情的に巻き込まれ過ぎない，④褒める，⑤温かな雰囲気の家庭を保つ，の五つの基準を満たすと lowEE と判断される。lowEE 家族では，統合失調症患者がうまく治療を続けられ再発・再燃が少なくなる。このことは，当初，身体の慢性疾患で確認され，後に精神疾患でも同様であることがわかったという経緯がある。逆に，highEE 家族では患者の再発・再燃が多くなる。したがって，lowEE は，患者の回復のための家族のキーワードであると言える。私が行っている教育入院のプログラムである集団家族心理教育の「家族教室」に参加したほとんどの統合失調症患者を持つ家族では EE が低下し，多くの家族が lowEE になっている。ところで，集団家族心理教育の場では，多くの家族が参加することから家族の仲間ができる。統合失調症患者を持つ家族も患者と同様に仲間を持つことが大切で，家族同士で支え合い助言し合えるようになることが，家族の心を癒し家族が lowEE になることにつながる。したがって，統合失調症患者を持つ家族の仲間の集まりである家族会活動は，統合失調症患者の回復には有益なこととなる。

22. 超職種 SDM 医療

　精神医療は元来多職種で行われている。しかし，入院治療で各職種が別々に患者にかかわっていては，患者のニーズをうまくすくい上げ適切に助言し，退院後の治療継続と療養がうまくできるように，入院中多面的に患者をサポートしていくことはできないだろうと考えられる。したがって，あるべきチーム医療では，多職種のスタッフが，一堂に会して（治療の場を共有して：私の教育入院ではクライエント・パスが治療の場となる）患者を中心とするカンファレンス（多職種スタッフが患者と一緒にパス評価を行いコミュニケーションする）を行うことが基礎となる。そして，カンファレンスに参加しているスタッフは，今カンファレンスで話し合われている患者のニーズから考えられるテーマが自分の専門領域のものであればspecialist（専門家）として積極的に意見を述べて関与し，テーマが自分の専門領域外のものであればgeneral member（医療チームの一員）として自分の専門領域を越えての意見を述べるようにすることが大切である。このような多職種スタッフのかかわり方を超職種という。

　また，多くの精神疾患は慢性疾患であるので，治療は，急性期から慢性期に至るまで，つねにインフォームドコンセント（説明されたうえでの同意）のもと，患者中心，患者主体で行われるべきである。患者が医療者と情報共有し，患者が医療者と相談しながら治療法を選択していくという治療スタイルがSDM（shared decision making）医療である。

　私の教育入院は，今，超職種で行う SDM 医療，すなわち「超

職種 SDM 医療」で実施している。

参考文献

1) 渡部和成：Risperidone 液剤治療が功を奏した統合失調症の急性期拒薬例. 臨床精神薬理 7：75 - 79, 2004.
2) 渡部和成：患者・家族心理教育は統合失調症の長期予後を良好にするⅠ. ビデオを利用した認知集団精神療法の統合失調症治療における効果. 臨床精神薬理 7：1341 - 1353, 2004.
3) 渡部和成：患者・家族心理教育は統合失調症の長期予後を良好にするⅡ. 家族心理教育の統合失調症治療における効果. 臨床精神薬理 7：1355 - 1365, 2004.
4) 渡部和成：患者・家族心理教育は統合失調症の長期予後を良好にするⅢ. Risperidone は患者心理教育の効果を増強する. 臨床精神薬理 7：1367 - 1377, 2004.
5) 渡部和成：薬物療法と患者・家族心理教育からなる統合的治療が功を奏した統合失調症の一例. 精神科治療学 20：175 - 182, 2005.
6) 渡部和成：患者と家族に対する心理教育への継続参加が再入院防止に役立っている外来慢性期統合失調症の一症例. 精神科治療学 20：613 - 618, 2005.
7) 渡部和成：家族教室後の Expressed Emotion 値に影響する因子と教室参加家族における患者の予後について. 精神科治療学 20：1151 - 1156, 2005.
8) 渡部和成：Risperidone 内用液により水中毒防止の行動制限を要しなくなった慢性統合失調症の多飲症例. 臨床精神薬理 8：103 - 1093, 2005.
9) 渡部和成：Risperidone 内用液の短期高用量増強療法が功を奏した著しい興奮を呈し処方変更を拒否する統合失調症の難治入院症例. 臨床精神薬理 8：441 - 448, 2005.
10) 渡部和成：Risperidone または haloperidol で治療した統合失調症患者における退院後 15 ヵ月間の外来薬物療法の変化. 臨床精神薬理 8：1425 - 1434, 2005.
11) 渡部和成：Risperidone 内用液と患者心理教育による急性期治療が奏

111

効した統合失調症の重症入院症例. 臨床精神薬理 8：1569 - 1573, 2005.

12) 渡部和成：Olanzapine 口腔内崩壊錠が奏効した慢性統合失調症の治療拒否例. 臨床精神薬理 8：1617 - 1621, 2005.

13) 渡部和成：医療現場において統合失調症の薬物療法を考えるとき, メディカル, コメディカルの協力関係のありかた. 臨床精神薬理 8：1921 - 1928, 2005.

14) 渡部和成：新しい統合失調症治療―患者と家族が主体のこころの医療. アルタ出版, 東京, 2006.

15) 渡部和成：Olanzapine 口腔内崩壊錠が奏効した慢性統合失調症に末期大腸がんを合併し拒食・拒薬する1症例. 臨床精神薬理 9：683 - 687, 2006.

16) 渡部和成：統合失調症をライトに生きる―精神科医からのメッセージ. 永井書店, 大阪, 2007.

17) 渡部和成：急性期統合失調症における olanzapine 口腔内崩壊錠または risperidone 内用液単剤による入院治療経過の特徴. 臨床精神薬理 10：995 - 1002, 2007.

18) 渡部和成：初発および再発統合失調症の急性期入院症例におけるクライエント・パス（患者による治療経過評価）を利用した治療経過の特徴. 精神医学 49：161 - 169, 2007.

19) 渡部和成：統合失調症入院患者の家族の心理教育への参加態度と退院後2年非再入院率との関係. 精神医学 49：959 - 965, 2007.

20) 渡部和成：統合失調症における退院後3年通院率にみる患者・家族心理教育の効果. 臨床精神医学 37：69 - 74, 2008.

21) 渡部和成：Olanzapine あるいは risperidone 単剤で入院治療を行った統合失調症患者の退院後の非再入院率と通院単剤治療継続率の検討. 臨床精神薬理 11：1505 - 1514, 2008.

22) 渡部和成：統合失調症家族の EE（感情表出）と家族心理教育の効果との関係. 精神神経学雑誌 2008 特別号：S 364.

23) 渡部和成：統合失調症から回復するコツ―何を心がけるべきか. 星和書店, 東京, 2009.

24) 渡部和成：統合失調症入院治療における患者心理教育の効果と抗精神病薬処方の関係. 臨床精神薬理 12：1817 - 1823, 2009.

25）渡部和成：病識のない慢性統合失調症通院患者に対する短期教育入院の試み．精神科治療学 24：133-137, 2009.

26）渡部和成：統合失調症患者と家族への心理教育は 5 年非再入院率を高める．精神神経学雑誌 2009 特別号：S499.

27）渡部和成：統合失調症治療における「ビデオ利用型認知集団精神療法」の治療的意義．精神神経学雑誌 2009 特別号：S499.

28）渡部和成：統合失調症に負けない家族のコツ―読む家族教室．星和書店，東京，2010.

29）渡部和成：図解決定版　統合失調症を乗りこえる！正しい知識と最新治療．日東書院本社，東京，2010.

30）渡部和成：Risperidone 持効性注射剤による単剤維持療法への切り替えを自ら選択した統合失調症通院患者の 1 例．臨床精神薬理 13：967-972, 2010.

31）渡部和成：統合失調症からの回復を願う家族の 10 の鉄則. 星和書店，東京，2011.

32）渡部和成：Olanzapine と「教育―対処―相談モデル」．MARTA 9：18-21, 2011.

33）渡部和成：患者さんが病識をもてるようになることは大切なことです．月刊みんなねっと 49：14-17, 2011.

34）渡部和成：統合失調症を支えて生きる家族たち．星和書店，東京，2012.

35）渡部和成：統合失調症からの回復に役立つ治療と日常生活のポイント―患者さんに知っておいて欲しいこと．星和書店，東京，2012.

36）渡部和成：統合失調症だけど大丈夫―回復と自立へのあいことば．永井書店，大阪，2012.

37）渡部和成：図解実践編　統合失調症を治す！ 教育対処相談の渡部式最新治療法．日東書院本社，東京，2013.

38）渡部和成：多剤併用大量療法と長期隔離による入院治療後転院し，短期教育入院を経て単剤外来維持療法に移行できた初発統合失調症患者の 1 例．臨床精神薬理 16：1367-1376, 2013.

39）渡部和成：教育入院により拒薬と再入院の繰り返しから服薬と通院が可能になった統合失調症の 1 例．臨床精神薬理 16：1625-1632, 2013.

40) 渡部和成：疾患教育・家族教育と診療報酬上の課題．日精協誌 32：588-593, 2013.

41) 渡部和成：専門医がホンネで語る統合失調症治療の気になるところ．星和書店，東京，2015.

42) 渡部和成：いま求められる統合失調症診療の進め方―面接，薬物療法から心理社会療法まで―．洋學社，神戸，2015.

43) 渡部和成：理想の精神医療実現を目指して．長岡市医師会だより，No.425, 2015.

44) 渡部和成：統合失調症を悩まないで―家族がみつけた幸せへの道．星和書店，東京，2016.

45) 渡部和成：SDM による入院治療プログラムを利用した統合失調症患者の予後について．精神経誌 2016 特別号：S470, 2016.

46) 渡部和成：新しい非定型抗精神病薬持効性注射剤の統合失調症通院治療での有用性の検討．精神経誌 2016 特別号：S613, 2016.

47) 渡部和成：多職種による患者と家族への心理社会療法は薬物療法を適正化する―"いま生きる"をみんなで応援する SDM による治療．精神科看護 44：4-11, 2017.

48) 渡部和成：統合失調症教育入院の認知機能改善効果―Ⅰ．重症度の影響．精神経誌 2017 特別号：S294, 2017.

49) 渡部和成：統合失調症教育入院の認知機能改善効果―Ⅱ．抗精神病薬の影響．精神経誌 2017 特別号：S294, 2017.

50) 渡部和成：長岡モデルで奮闘中．日本病院会雑誌 67：806-807, 2017.

51) 渡部和成：Expressed Emotion を再考する．精神科治療学 33：213-218, 2018.

52) 渡部和成：統合失調症患者における paliperidone の認知機能改善効果とその特徴．精神経誌 2018 特別号：S346, 2018.

53) 渡部和成：わかった！統合失調症のベスト治療―病から脳とこころを解き放つ．星和書店，東京，2018.

54) 渡部和成：統合失調症家族心理教育による親の EE の変化．精神経誌 2019 特別号：S426, 2019.

55) 渡部和成：統合失調症における認知機能障害の特徴．精神経誌 2020 特別号：S289, 2020.

56) 渡部和成：BACS-J により調査した統合失調症患者における認知機能障害の特徴と関連因子 —性差を中心に．精神科治療学 36：587 - 592, 2021．

57) 渡部和成：統合失調症患者での brexpiprazole の認知機能改善効果について．精神経誌 2021 特別号：S 570, 2021．

58) 渡部和成：統合失調症入院治療における brexpiprazole の認知機能障害改善効果について．最新精神医学 26：2021, 印刷中．

59) 渡部和成，兼田康宏：患者心理教育への参加経験がある統合失調症通院患者の認知機能に対する aripiprazole の効果．臨床精神薬理 15：389 - 396, 2012．

60) 渡部和成，川﨑智弘：精神症状・神経認知・社会認知の評価尺度による統合失調症教育入院の治療効果の測定．新潟医学会雑誌 131：552 - 553, 2017．

61) 渡部和成，堤祐一郎：Aripiprazole 内用液と心理教育による統合失調症治療が服薬アドヒアランスの確立に効果的であった統合失調症入院患者の 1 例．臨床精神薬理 12：2175 - 2181, 2009．

62) 渡部和成，西脇祐一，川﨑智弘：統合失調症患者の認知機能の特徴 —性差と薬剤別治療効果．2019 年度新潟精神医学会抄録集，2019．

おわりに

　コロナ禍で人類はいま疲弊しきっている。しかし，人類は，叡智と忍耐と努力で新型コロナウイルスに立ち向かい続けている。

　わが国では，感染者数で最大のピークを出現させた感染拡大の第5波が収束しかけている。ホッとする。しかし，皆，喜びも半分である。おそらく近い時期に第6波が来るだろうと予期し不安に思っているからである。

　今日（2021年10月2日），世界初の新型コロナウイルス感染症に大きな効果がある飲み薬ができ2021年中に使用できるようになるとのアメリカ発のニュースが流れた。この感染症が現れてわずか1年でワクチンができ，その後点滴による抗体カクテル療法の治療薬ができ，2年で飲み薬ができたことになる。急ピッチで基礎研究と臨床研究が進んでいることが窺われる。驚きである。感謝したい。人類が地球規模で協力しあって，忍耐と努力で新型コロナウイルス感染症の世界中での拡散を防いでいる間に，同時並行で，ウイルスの専門家は人類を救うために，叡智と努力で，必死に治療薬の開発を行ってくれている。

　あらためて，人類の叡智と忍耐と努力に感謝と拍手を送りたい。

　本書の「はじめに」では，この先はウイズコロナの世界になるだろうと推測したが，早期にインフルエンザのように，飲み薬でしっかり新型コロナウイルスをコントロールできるウイズ

コロナの世界になれるのであろうか。否，新型コロナウイルスがインフルエンザウイルスより遥かに感染力が強いことが，大きな問題として残るのであろうか。

いずれにしても，新型コロナウイルス感染症に関する情報をキャッチしながら，コロナ禍だからしょうがないと診療レベルを落とすようなことなく，コロナ禍に陥る前と同様の患者のための精神医療を続けていかねばならないと思う。

さて，本書で紹介したように，多くの統合失調症患者が，コロナ禍で新型コロナウイルスに感染する不安はあるものの定期的に通院し，主治医との直接の言葉のやり取りを通し相談し助言を受け，笑顔を失わないようにして毎日を頑張って生きている。これが，今最も重要なことであろう。

統合失調症の根治薬は見つかる目処がついていない。それでも，多くの統合失調症通院患者が，諦めることなく対症療法である薬物療法による服薬アドヒアランスを守り，患者心理教育などで習得した対処法を駆使しながら，パーソナル・リカバリーと就労，結婚に向け頑張り続けている。拍手を送りたい。

本書で示したように，過去に重症で入院したことがある患者が，就労，結婚し，子供を授かろうとしている姿があった。また，結婚しお互いを思いやり合いながら病気に負けまいと生きている姿もあった。これらの普通の人生を送ろうとしている生き方に感激し，すべての統合失調症患者がこのような幸せを得られるようにと願う。

コロナ禍でもブリリアントに生きる統合失調症患者が増えるように，医療者は，しっかりと適切な薬物療法と心理社会的療

法により患者をサポートしていかねばならないと思う。

　読者の皆様には，コロナ禍にあっても本書を手に取り読んでいただいたことに深甚なる謝意を表したい。本書に関し忌憚のないご意見やご感想をいただければ幸いである。

2021 年 10 月

渡部和成

著者略歴

渡部　和成（わたべ　かずしげ）

1951 年愛知県生まれ。1977 年 3 月名古屋市立大学医学部卒業。同年 4 月愛知学院大学歯学部助手（大脳生理学），1982 年 12 月同講師。この間の 1981 年から 1982 年，アメリカ・カリフォルニア工科大学生物学部リサーチフェロー（神経生物学）。1987 年 4 月八事病院（愛知県）精神科医師，1997 年 9 月同副院長。2009 年 4 月恩方病院副院長（東京都）。2012 年 4 月北津島病院院長代行（愛知県），2013 年 4 月同院長。2014 年 8 月田宮病院院長（新潟県）。2020 年 4 月長岡崇徳大学客員教授（兼任：現在まで）。2021 年 4 月田宮病院名誉院長となり現在に至る。医学博士。専門は統合失調症治療。第 4 回臨床精神薬理賞優秀論文賞受賞（2008 年）。

回復・就労・結婚
統合失調症患者 12 人の軌跡　コロナ禍をブリリアントに生きる

2021 年 12 月 25 日　初版第 1 刷発行

著　者	————————	渡部　和成
発行者	————————	吉田　收一
印刷・製本	————————	株式会社シナノパブリッシングプレス
発行所	————————	株式会社洋學社

〒658-0032
神戸市東灘区向洋町中 6 丁目 9 番地
神戸ファッションマート 5 階 NE-10
TEL 078-857-2326
FAX 078-857-2327
URL http://www.yougakusha.co.jp

Printed in japan　　　　　　　　　　©WATABE kazushige, 2021

ISBN978-4-908296-20-8